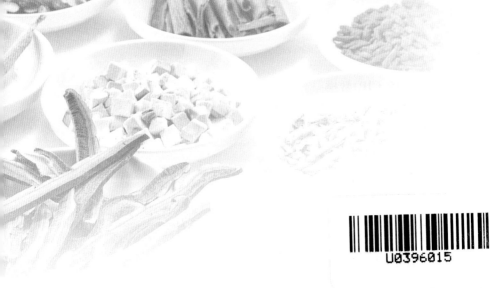

U0396015

Baiwei Zhongyao
Bianshi Yu Yingyong

# 百味中药

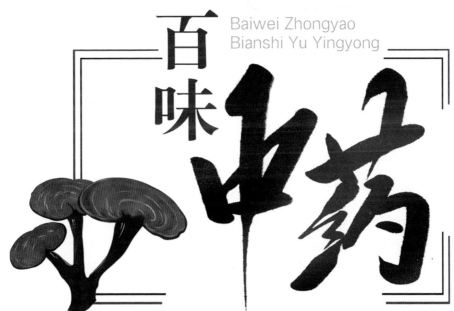

## 辨识与应用

杨秀娟 李 硕 海云翔 主编

东南大学出版社
SOUTHEAST UNIVERSITY PRESS

**图书在版编目(CIP)数据**

百味中药辨识与应用 / 杨秀娟,李硕,海云翔主编.
—南京:东南大学出版社,2021.9
ISBN 978-7-5641-9651-6

Ⅰ. ①百… Ⅱ. ①杨… ②李… ③海… Ⅲ. ①中
药学-基本知识 Ⅳ. ①R28

中国版本图书馆 CIP 数据核字(2021)第 170603 号

**百味中药辨识与应用**

| | | |
|---|---|---|
| 主 编 | 杨秀娟　李　硕　海云翔 | |
| 出 版 人 | 江建中 | |
| 出版发行 | 东南大学出版社 | |
| 责任编辑 | 胡中正 | |
| 社 址 | 南京市四牌楼 2 号 | |
| 邮 编 | 210096 | |
| 网 址 | http://www.seupress.com | |
| 经 销 | 江苏省新华书店 | |
| 印 刷 | 南京凯德印刷有限公司 | |
| 开 本 | 700 mm×1 000 mm　1/16 | |
| 印 张 | 16.75 | |
| 字 数 | 265 千字 | |
| 版 次 | 2021 年 9 月第 1 版 | |
| 印 次 | 2021 年 9 月第 1 次印刷 | |
| 书 号 | ISBN 978-7-5641-9651-6 | |
| 定 价 | 80.00 元 | |

\* 本社图书若有印装质量问题,请直接与营销部联系,电话:025-83791830。

# 编委会名单

贺秀娟弟子《音味中药辨识与应用》即将出版

艺农首革招先河
秀承妙道□□得
辨类种属区分科
应时顺季未尽业

（后）石贺承继开新歌
娟联药性五味乐
识真别假立业德
用愈疾患施恩泽

李廬声 二〇一九年十二月三十二日
於金城

# 序

　　杨秀娟博士是我的传统医学师承弟子，业精于勤，其新近主编的《百味中药辨识与应用》一书，在前人论述的基础上进一步凝练总结。首先，从药物的四气、五味、升降、浮沉、归经、毒性及配伍禁忌等进行了简明扼要的论述。其次，按药物的功用，依次从解表药、清热药、泻下药、祛风湿药、化湿药、利水渗湿药、温里药、理气药、消食药、驱虫药、止血药、活血化瘀药、化痰止咳平喘药、安神药、开窍药、平肝息风药、补虚药、收涩药等进行论述。每味药按科属、别名、药性、功效、应用、炮制用法、配伍药对、角药、用药禁忌、鉴别用药等方面进行论述，可谓要言不繁，展卷有益。综观全书，图文并茂，易懂实用，并且将敦煌医学卷子张仲景《五脏论》中的对药融入其中，增光添彩。该书对初学中医或中药人员确是一部佳作，故乐序而赞之。

　　羲农百草拓先河，后贤承继开新歌。

　　秀传妙道四气得，娟聊药性五味乐。

　　辨类种属区分科，识真别假立业德。

　　应时顺季求良药，用存愈疾施恩泽。

2019 年 6 月于金城

# 前　言

《百味中药辨识与应用》主要介绍中药基本理论和临床常用 100 余味中药的来源、采集、性能、功效和临床应用等知识。本书将中药学及中医临床相关学科有机结合，在中医基础和中医临床知识体系间搭建了桥梁，使理、法、方、药相统一，为临床医师提供了安全、有效、合理的用药知识。此书包括总论、各论及附录三个部分。总论为 1～3 章，主要介绍中药药性理论、配伍、中药的剂量与用法等中药基本理论知识，为后期各论的学习打好基础。各论部分依据药物功效分为 18 章，主要介绍各章药物的概述、药性特点、分类、功效、适用范围、配伍方法（对药、角药）、使用注意、相似药物鉴别等。附录增加了 108 味中药饮片图，供读者赏阅。除上述外，本书尚具有以下特色：

**1. 重视经典再现，强化理解应用**

本书在介绍中药临床应用时提到配伍药物及该药物在经方中的应用，列出了含有该药的方剂在《伤寒论》《金匮要略》等经典中的原文，方便读者追本溯源，掌握古今用药理法特色，从古人用药的智慧中发掘药物特点，从而加强读者对该章节药物的理解与应用。

**2. 提倡医教结合，理论联系实际**

本书介绍 100 余味临床常用中药的配伍时，首次引入了敦煌医学卷子张仲景《五脏论》中的对药及现代名老中医应用的角药，从而帮助读者掌握更多药物配伍，拓宽临证思路。此外，在经典药物项下列出了敦煌医学研究专家李应存教授的临床医案，将中药理论与临床实践紧密结合，从临床中感知中药，使中药的功效更加具体和直观。

**3. 努力锤炼精品，主张实用为本**

本书采用的植物图均为原创手绘彩色图，图片细致、精美，能够完美体现药物原植物的形状、纹理特征。中药辨识所引入的 100 味和附录 108 味中药饮片，均为编委会所拍摄的清晰饮片图，图片对药物炮制后的外观、色泽展示更加直观。这不仅增加了学习中药的趣味性，亦使读者们能清晰地辨识中药的具体形状，加深读者的印象，扩大本书的使用群体。

习近平总书记提到："中医药学凝聚着深邃的哲学智慧和中华民族几千年的健康养生理念及其实践经验，是中国古代科学的瑰宝，也是打开中华文明宝库的钥匙。"深入研究和科学总结中医药学对丰富世界医学事业、推进生命科学研究具有积极意义。《百味中药辨识与应用》是在中医药理论指导下，将中医学、中药学学科相结合，融合了敦煌医学中的配伍药对、临证医案及用药理念而编写的中药学专著，其在集成的基础上进行了创新与发展，具备科学性、先进性、实用性和启发性，文字通俗易懂，经典与病案引用恰当，图文并茂，可供中医药院校学生、中医医师、中医专长医师、民间中医药爱好者所使用。中医药处处体现出"以人为本"的价值观、"大医精诚"的道德观、"悬壶济世"的使命观等医学人文思想，对于从事中医的研究人员及广大中医药爱好者有潜移默化的影响。在本书探索与编写过程中，难免有所遗疏，敬请各位同仁不吝赐教，提出宝贵意见，以便进一步完善提高。

《百味中药辨识与应用》编委会

2021 年 3 月

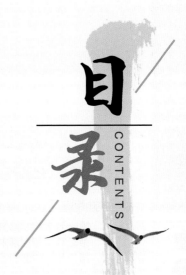

目录
CONTENTS

# Contents

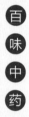

百味中药

辨识与应用

BAIWEI ZHONGYAO
BIANSHI YU YINGYONG

# 第一章
# 药性理论

中药性能是指药物治病的性质和作用特征，又称药性。药性理论是研究药性形成的机制，主要包括四气、五味、归经、升降浮沉、毒性等。

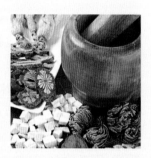

中药的性能与性状是两个不同的概念，中药的性状是触之可及、视之可见的，包括药物的颜色、形状、质地、气味等，以药材为观察对象；中药的性能是中药作用于机体后通过反应概括归纳总结的，以人体为观察对象。古代亦有用中药性状来探求、解释中药性能的。

## 第一节　四气

四气，指药物具有寒、热、温、凉四种药性，还包括平性，平性是指药性的寒热界限不明显，既可治疗寒证，亦可治疗热证。中医学认为，病证寒热从根本上讲是由于人体阴阳偏盛、偏衰而引起的。四气中温热与寒凉属于两类不同的性质，又有程度上的差异。温热属阳，寒凉属阴；温次于热，凉次于寒。通常还标以大热、大寒、微温、微寒等予以区别，这是对中药四气程度不同的区分。

寒、热、温、凉，是与所治病证的寒热性质相对而言。能减轻或消除热证的药物，一般属于寒性或凉性，如石膏、知母对于大热、大渴、脉象洪大者具有清热泻火的作用，表明这两种药物具有寒性。反之，能够减轻或消除寒证的药物，一般属于温性或热性，如附子、干姜对于腹中冷痛、四肢厥冷等寒证具有温中散寒的作用，表明这两种药物具有热性。

临床用药的一般原则：阳热证用寒凉药；阴寒证用温热药。《神农本草经》谓："疗寒以热药，疗热以寒药。"《素问·至真要大论》谓："寒者热之，热者寒之。"

## 第二节 五味

五味即辛、甘、酸、苦、咸五种药味,亦包括涩、淡味。长期以来认为涩附于酸,淡附于甘,故习称五味。论其阴阳属性,则辛、甘、淡属阳,酸、苦、咸属阴。

五味的确定依据包括两个方面:一是药物的真实滋味。如黄连之苦,甘草之甘,生姜之辛,乌梅之酸,芒硝之咸等。二是用药过程中通过药物作用于机体后总结概括的,以味解释和归纳药物的作用。

《黄帝内经》指出五味归五脏的规律,在《素问·宣明五气篇》曰:"酸入肝,辛入肺,苦入心,咸入肾,甘入脾。"并最早揭示了五味的基本作用:"辛散、酸收、甘缓、苦坚、咸软"。具体总结如下:

**辛**:能散、能行。能散是指具有发散表邪作用,治疗外感表证,如麻黄、桂枝;能行是指行气、行血等作用,如木香、香附行气止痛,可以治疗气滞证,红花、川芎具有活血化瘀作用,可以治疗血瘀证。

**甘**:能补、能和、能缓。能补是指有补益作用(补气、补血、补阴、补阳),治疗虚证(气、血、阴、阳虚证),如人参、当归、麦冬、鹿茸等;能和是指具有和中、调和药性的作用,如神曲具有消食和胃的作用、甘草具有调和药性的作用;能缓是指具有缓急止痛的作用,如饴糖、甘草能缓急止痛。部分甘味药还具有解药食、农药中毒的作用,如甘草、绿豆等。

**酸(涩)**:能收、能涩。即有收敛固涩作用,多用于体虚自汗、久泻久痢、肺虚久咳、遗精滑精、尿频遗尿等病证,如山茱萸、五味子涩精、敛汗,五倍子涩肠止泻,乌梅敛肺止咳等。

**苦**:能泄、能燥、能坚。能泄指能清泄、降泄、通泄三方面。清泄指清热泻火,主要用于火热证,如黄连、栀子;降泄是指具有降逆下气的作用,主要用于气逆证,如苦杏仁降气止咳,用于肺气上逆之咳嗽,半夏降逆止呕,用于胃气上逆之呕吐;通泄是指泻下通便,如大黄泻下通便,用于热结便秘。能燥指燥湿,可用于寒湿证或湿热证,如温性的苦味药苍术、厚朴,用于寒湿证;寒性的苦味药黄连、黄柏,用于湿热证。能坚指坚阴,泻火存阴,如知母和黄柏。

**咸**:能软、能下。能软指具有软坚散结的作用,用于瘰疬、瘿瘤、痰核、癥瘕等病证,如海藻、昆布可软坚散结。能下指泻下通便,用于大便秘结,如芒硝可泻下通便。

**淡**:能渗、能利,有利水渗湿作用,用于治疗水湿内停之水肿、小便不利等,如猪苓、茯苓、薏苡仁等。

性和味从不同的角度说明药物的作用,性味合参才能全面地认识药物的作用和性能。

$$
\begin{cases}
辛→能散,能行→发散表邪,行气,行血 \\
甘→能补,能和,能缓→补益,和中,调和药性,缓急止痛 \\
酸(涩)→能收,能涩→收敛固涩 \\
苦→能泄,能燥,能坚→清泄,降泄,通泄,燥湿,坚阴 \\
咸→能软,能下→软坚散结,泻下通便 \\
淡→能渗,能利→利水渗湿
\end{cases}
$$

## 第三节　升降浮沉

升降浮沉表示药物对人体作用的不同趋向性,升即上升提举,降即下达降逆,浮表示发散,沉表示收敛固藏和泄利二便。

气机升降出入发生障碍,机体便处于疾病状态,产生不同的病势趋向。如患者呕吐、喘咳之向上,泄利、脱肛之向下,自汗、盗汗之向外,表证不解之向内。能够针对病情,改善或消除这些病证的药物,相对来说也就分别具有向下、向上、向内、向外的作用趋向。

一般具有升阳发表、祛风散寒、涌吐、开窍等功效的药物,都能上行向外,药性都是升浮的;具有泻下、清热、利水渗湿、重镇安神、潜阳息风、消积导滞、降逆止呕、收敛固涩、止咳平喘等功效的药物,则能下行向内,药性都是沉降的。有的药物升降浮沉的特性不明显,如南瓜子的杀虫功效。有的药物存在双向性,如麻黄既能发汗解表,又能利水消肿。

应用升降浮沉药性,需顺着病位,逆着病势。一般说来,病位在上、在表者宜升浮,如外感风寒,用麻黄、桂枝解表;在下、在里者宜沉降,如里实便秘者,用大黄、芒硝攻下。病势上逆者,宜降不宜升,如肝阳上亢之头痛,应用牡蛎、石决明平肝潜阳;病势下陷者,宜升不宜降,如久泻、脱肛用人参、黄芪、升麻等药益气升阳。

影响药物升降浮沉的因素包括性味、药物质地、炮制和配伍。药性辛甘温热者多升浮,酸苦咸寒者多沉降;花、叶、皮、枝等质轻的药物大多数是升浮的,而种子、果实、矿物、贝壳等质重者大多是沉降的;酒炒则升,姜汁炒则散,醋炒则收敛,盐水炒则下行;在复方配伍中,性属升浮的药物在同较多沉降药配伍时,其升浮之性可受到一定的制约。反之,性属沉降的药物同较多的升浮药同用,其沉降之性亦能受到一定程度制约。故李时珍提到:"升降在物,亦在人也。"

影响升降浮沉的因素

|  | 性味 | 质地 | 炮制 |
|---|---|---|---|
| 升浮(阳) | 辛甘温热 | 轻虚升浮(花、枝、皮、叶)<br>(特例:旋覆花) | 酒炒则升<br>姜炒则散 |
| 沉降(阴) | 酸苦咸寒凉 | 重实沉降(根、种子、金石、贝壳)<br>(特例:苍耳子) | 醋炒则收敛<br>盐水炒下行 |

## 第四节　归经

　　归经是药物作用的部位,归是作用的归属,经是脏腑经络的概称。

　　归经是指以脏腑经络理论为基础,以所治病证为依据而确定的。前人在用药实践中观察到,一种药物往往主要对某一经或某几经发生明显作用,而对其他经的作用较小,甚至没有作用。同属性寒清热的药物,有的偏于清肝热,有的偏于清胃热,有的偏于清肺热或清心热;同属补药,也有补肺、补脾、补肾的不同。反映了药物在机体产生效应的部位各有侧重。将这些认识加以归纳,使之系统化,便形成了归经理论。

　　掌握归经,有助于提高用药的准确性。正如徐灵胎所说:"不知经络而用药,其失也泛。"例如里实热证有肺热、心火、肝火、胃火等不同,应当分别选用清肺热、清心火、清肝火、清胃火的药物来治疗。头痛的原因很多,疼痛的性质和部位亦各有不同。羌活善治太阳经头痛,葛根、白芷善治阳明经头痛,柴胡善治少阳经头痛,吴茱萸善治厥阴经头痛,细辛善治少阴经头痛。

　　须注意,勿将中医脏腑经络定位与现代医学的解剖部位混为一谈,因两者的含义与认识方法都不相同。归经主要是指用药后的机体效应所在,不能简单等同于药物成分在体内的分布。

# 第五节　毒性

毒性是指药物对机体的损害性。毒性反应与副作用不同，它对人体的危害性较大，甚至可危及生命。为了确保用药安全，必须认识中药的毒性，了解毒性反应产生的原因，掌握中药中毒的解救方法和预防措施。

西汉以前"毒药"是一切药物的总称。《周礼·天官》："医师聚毒药以供医事。"东汉时代，《神农本草经》提出了有毒、无毒的区分，谓："若用毒药疗病，先起如黍粟，病去即止。不去倍之，不去十之，取去为度。"《内经》七篇大论中，亦有大毒、常毒、小毒等论述。东汉以后的本草著作对有毒药物都标出其毒性。

我们应正确对待无毒药物，无毒药物安全性较高，但并非绝对不会引起中毒反应。人参、艾叶、知母等皆有产生中毒反应的报道，这与剂量过大或服用时间过长等有密切关系。毒性反应的产生与用量、炮制、配伍、剂型、给药途径、使用时间的长短以及病人的体质、年龄、证候性质等都有密切关系。因此，使用有毒药物时，应从上述各个环节进行控制，避免中毒。

有毒药物的偏性强，根据以偏纠偏、以毒攻毒的原则，有毒药物也有其可利用的一面。古今利用某些有毒药物治疗恶疮肿毒、疥癣、麻风、瘰疬瘿瘤、癌肿癥瘕，积累了大量经验，获得肯定疗效。

古人对药物毒性的认识大多是从急性中毒反应的观察中总结出来的，对于慢性中毒和蓄积中毒虽有一些认识，但由于历史条件的限制，未能进行系统、深入的观察和总结。在当今条件下，我们应当加强这方面的研究。

# 第二章
# 中药的配伍

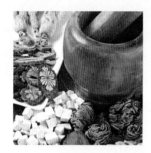

配伍是指根据患者病情的需要和药性特点，有目的、有选择地将两味或两味以上药物配合使用。

前人把单味药的应用同药与药之间的配伍关系称为"七情"，包括七个方面，即单行、相须、相使、相杀、相畏、相恶、相反。单行指用单味药治病。如清金散，单用黄芩一味药清肺热；独参汤，单用人参补气救脱。若病情较重，或病情比较复杂，单味药力量有限，且难全面兼顾治疗要求；有的药物偏性较强，具有毒副作用，单味药的应用难以避免不良反应，当用相应药物佐制，以减轻其不良反应，因此往往需要同时使用两种以上的药物。前人总结的"七情"，除单行外，其余六个方面都是讲中药的配伍关系。现分述如下。

相须：性能功效相类似的药物配伍，可增强原有疗效。如石膏与知母相配，可增强清热泻火作用；大黄与芒硝配伍，能增强攻下作用。

相使：在性能功效方面有某些共性，或性能功效虽不相同，但治疗目的一致的药物配合应用，以一种药为主，另一种药为辅，辅药能提高主药疗效。如补气利水的黄芪与利水健脾的茯苓配伍时，茯苓能提高黄芪补气利水的作用。

相使与相须通过药物配伍产生协同作用，因而增强疗效。

相畏：一种药物的毒性反应或副作用，能被另一种药物减轻或消除。如生半夏和生南星的毒性能被生姜减轻或消除，所以说生半夏和生南星畏生姜。

相杀：一种药物能减轻或消除另一种药物的毒性或副作用。如生姜能减轻生半夏和生南星的毒性或副作用，所以说生姜杀生半夏和生南星的毒。

相畏、相杀实际是同一种配伍关系的两种提法。

相恶：两药合用，一种药物能使另一种药物原有功效降低，甚至丧失。如

百味中药

辨识与应用

BAIWEI ZHONGYAO
BIANSHI YU YINGYONG

人参恶莱菔子,因莱菔子能减弱人参的补气作用。

相反:两种药物合用,能产生或增强毒性反应或副作用。如"十八反""十九畏"中的若干药物(见第三章的"用药禁忌")。

在临床配伍用药时,有些药物相配可协同增效,临床用药需充分利用,如相须、相使;有些药物相配能减轻或消除原有的毒性或副作用,在应用毒性药或烈性药时须考虑选用,如相杀、相畏;两药相配可能产生拮抗作用而减弱原有功效,用药时应加以注意,如相恶;一些药物因相互作用而产生或增强毒副作用,属于配伍禁忌,原则上应避免配伍,如相反。

| 分类 | | 概念 | 举例 |
|------|------|------|------|
| 增效 | 相须<br>相使 | 增强原有疗效<br>辅药提高主药疗效 | 麻黄、桂枝<br>黄芪、茯苓 |
| 减毒 | 相杀<br>相畏 | 减轻或消除毒副作用(主)<br>毒副作用被减轻(被) | 绿豆杀巴豆<br>半夏畏生姜 |
| 配伍禁忌 | 相恶<br>相反 | 原有功能降低<br>产生或增强毒副作用 | 生姜恶黄芩<br>甘草反甘遂 |

# 第三章
# 用药禁忌、用量用法

## 第一节　用药禁忌

用药禁忌，包括配伍禁忌、证候用药禁忌、妊娠用药禁忌、服药饮食禁忌。

### 一、配伍禁忌

《神农本草经·序例》指出："勿用相恶、相反者。"相恶可使药物在某些方面的功效减弱，并非绝对禁忌。而相反会产生或增强毒副作用，相反为害，故相反的药物原则上禁止配伍应用。目前医药界公认的配伍禁忌，有"十八反"和"十九畏"。

十八反：

> 本草明言十八反，半蒌贝蔹及攻乌；
>
> 藻戟遂芫俱战草，诸参辛芍叛藜芦。

十八反：乌头反贝母、瓜蒌、半夏、白蔹、白及；甘草反甘遂、大戟、海藻、芫花；藜芦反人参、南沙参、北沙参、丹参、玄参、苦参、细辛、白芍、赤芍。

十九畏：

> 硫黄原是火中精，朴硝一见便相争。
>
> 水银莫与砒霜见，狼毒最怕密陀僧。
>
> 巴豆性烈最为上，偏与牵牛不顺情。
>
> 丁香莫与郁金见，牙硝难合京三棱。
>
> 川乌草乌不顺犀，人参最怕五灵脂。

官桂善能调冷气,若逢石脂便相欺。

大凡修合看顺逆,炮熝炙煿莫相依。

**十九畏**:硫黄畏朴硝,水银畏砒霜,狼毒畏密陀僧,巴豆畏牵牛,丁香畏郁金,川乌、草乌畏犀角,牙硝畏三棱,官桂(肉桂)畏赤石脂,人参畏五灵脂。

对于十八反、十九畏作为配伍禁忌,历代医药学家虽然遵信者居多,但亦有持不同意见者,有人认为十八反、十九畏并非绝对禁忌;有的医药学家还认为,相反药同用,能相反相成,产生较强的功效。倘若运用得当,可愈沉疴痼疾。

现代对十八反、十九畏进行了药理实验研究,取得了不少成绩。但由于十八反、十九畏牵涉的问题较多,各地的试验条件和方法存在差异,使试验结果相差很大。总的说来,由于对十八反、十九畏的实验研究尚处在初期阶段,目前决定其取舍还为时过早,有待进一步深入研究。故凡属十八反、十九畏的药对,若无充分根据和应用经验,最好不宜配伍使用,以免发生意外。

## 二、证候用药禁忌

表虚自汗、阴虚盗汗者忌用发汗药;里寒证忌用寒凉伤阳的清热药;脾虚便溏者忌用泻下药,以免损伤脾胃;阴亏津少者忌用利湿、燥湿药,以免耗伤津液;肾虚遗精遗尿者不宜使用利尿药;实热证及阴虚火旺者忌用助热伤阴的温里热和补阳药;妇女月经过多或出血无瘀滞者忌用破血逐瘀药,以免加重出血;脱证神昏忌用香窜耗气的开窍药;邪实而正不虚者,忌用补虚药,以免误补益疾。

## 三、妊娠用药禁忌

妊娠用药禁忌是指妇女妊娠期间应注意的药物禁忌。常用中药中的妊娠禁忌药分为禁用与慎用两大类。属禁用的多系剧毒药,或药性作用峻猛之品,以及堕胎作用较强的药。慎用药则主要是活血祛瘀药、行气药、攻下药、温里药中的部分药。

**妊娠用药禁忌歌**:

蚖斑水蛭及虻虫,乌头附子配天雄;

野葛水银并巴豆,牛膝薏苡与蜈蚣;

三棱芫花代赭麝,大戟蝉蜕黄雌雄;

牙硝芒硝牡丹桂,槐花牵牛皂角同;

半夏南星与通草,瞿麦干姜桃仁通;

硇砂干漆蟹爪甲,地胆茅根都失中。

**禁用药**　动物药：地胆、斑蝥、水蛭、虻虫、蜈蚣、蟹爪、穿山甲、麝香、蟾酥；植物药：川乌、草乌、巴豆、甘遂、大戟、芫花、牵牛子、商陆、三棱、莪术、半夏、天南星、野葛（钩吻）、马钱子、干漆、藜芦、瓜蒂；矿物药：水银、砒霜、雄黄、轻粉、胆矾。

　　**慎用药**　如牛膝、川芎、红花、桃仁、姜黄、牡丹皮、枳实、大黄、番泻叶、芦荟、芒硝、木通、五灵脂、槟榔、附子、肉桂等。

## 四、服药饮食禁忌

　　服药食忌是指服药期间对某些食物的禁忌，俗称忌口。患者在治疗期间均有不同程度的脾胃虚弱、消化不良及正气不足，一般而言应忌食生冷、辛热、油腻、腥膻、有刺激性的食物。根据病情，忌食与病情和药性不相宜的食物，如热性病应忌食辛辣、油腻、煎炸类食物；寒性病应忌食生冷；胸痹患者应忌食肥肉、脂肪、动物内脏及烟、酒；肝阳上亢，头晕目眩、烦躁易怒者应忌食胡椒、辣椒、大蒜、酒等辛热助阳之品；脾胃虚弱者应忌食油炸黏腻、寒冷固硬、不易消化的食物；疮疡、皮肤病患者，应忌食鱼、虾、蟹等腥膻发物及辛辣刺激性食物。

百味中药

辨识与应用

BAIWEI ZHONGYAO
BIANSHI YU YINGYONG

## 第二节　用药剂量与用法

## 一、中药的剂量

　　剂量，一般是指单味药的成人内服一日用量；也有指在方剂中药与药之间的比例分量，即相对剂量。现今我国对中药生药计量采用公制，即 1 千克＝1 000 g，通常为了处方需要按规定以近似值进行换算，即 1 两（16 位制）＝30 g，1 钱＝3 g，1 分＝0.3 g，1 厘＝0.03。除峻烈药、毒性药和某些精制品外，一般药物剂量为 5～10 g，部分为 15～30 g。

　　确定药物剂量的依据有药材质量、药材质地、中药配伍、使用目的等方面，如药的质量较优者，用量轻些，质量稍次者，用量较大些；花叶类质轻用量轻，金石、贝壳质重之品用量宜重；鲜品用量重，干品用量轻。单味药应用时用量较大，复方应用时用量小。从剂型来看，入汤剂用量较大，入丸、散剂用量较小。用药目的不同，剂量也不同，如槟榔以行气、消积为主，可用 3～10 g，而驱绦虫须用 30～60 g。体强者用量宜重,体弱者用量宜轻;老人、小孩用量轻,青壮年用量重。

病急病重者,用量宜重,病缓病轻者用量宜轻。依据四时气候的冷暖和地域的干燥或潮湿增减用量。

特殊剂量总结

| 中药 | 剂量用法 | | 中药 | 剂量用法 |
|---|---|---|---|---|
| 朱砂 | 0.1～0.5 g | 多入丸散不入煎剂 | 牛黄 | 0.15～0.35 g,多入丸散 |
| 麝香 | 0.03～0.1 g | | 甘遂 | 0.5～1.5 g,炮制后入丸散 |
| 琥珀 | 1.5～3 g | | 京大戟 芫花 | 1.5～3 g,京大戟入丸散 |
| 冰片 | 0.15～0.3 g | | 槟榔 | 30～60 g(驱绦虫) |
| 马钱子 | 0.3～0.6 g,炮制后入丸散 | | 乳香 没药 | 3～5 g,炮制去油,煎汤或入丸散 |
| 细辛 | 1～3 g,煎汤 0.5～1 g,散剂 | | 羚羊角 | 1～3 g,煎服; 0.3～0.6 g,研粉 |
| 珍珠 | 0.1～0.3 g,多入丸散 | | 肉桂 | 1～5 g |
| 吴茱萸 芦荟 黄连 | 2～5 g,芦荟宜入丸散 | | 青黛 丁香 | 1～3 g,青黛宜入丸散 |
| 番泻叶 | 2～6 g,后下 | | 小茴香 高良姜 花椒 砂仁 龙胆 | 3～6 g 砂仁,宜后下 |

## 二、中药的特殊煎煮法

一般药物可以同时入煎,但部分药物因性质、性能及临床用途不同,煎煮方法略有差异,特殊煎煮方法如下:

1. 先煎

贝壳、矿石类中药因有效成分不宜煎出,应先入煎 30 分钟左右,再纳入其他药同煎,如磁石、龙骨等;有些药物毒性较大,须久煎降低毒性,如附子、川乌有毒,均应先煎。

2. 后下

有效成分因煎煮易挥发或被破坏的药物,如薄荷、砂仁宜后下;大黄、番泻叶久煎则泻下力减弱,故应后下或开水泡服。

3. 包煎

花粉、细小种子及细粉类药物应包煎,因其易漂浮在水面,不利煎煮,如蒲黄、葶苈子、滑石粉等;含淀粉、黏液质较多的药物应包煎,因其易粘锅糊化、焦化,如车前子等;绒毛类药物因刺激咽喉,需包煎,如旋复花、辛夷等。

4. 另煎

少数价格昂贵的药物须另煎,以免煎出有效成分被其他药物吸附,如人参、西洋参等。

5. 烊化

烊化又称溶化,主要是指某些胶类药物及黏性大而易溶的药物,为避免入煎粘锅或黏附其他药物影响煎煮,可单用水或黄酒将此类药加热溶化后,用煎好的药液冲服,也可将此类药放入其他药物煎好的药液中加热烊化后服用,如阿胶、鹿角胶及饴糖等。

6. 冲服

一些入水即化的药及原为汁液性的药,宜用煎好的其他药液或开水冲服,如芒硝、竹沥水、蜂蜜等。

# 第四章
# 解 表 药

以发散表邪、解除表证为主要功效，用于治疗外感表证的药物称为解表药，又称发表药。

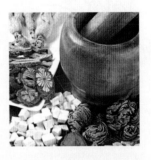

本类药物味多辛，主入肺、膀胱经，偏行肌表，能促进肌体发汗，使表邪由汗出而解。其主要功效是发散解表，用于感受外邪所致的恶寒、发热、头痛、身痛、无汗或有汗、脉浮等外感表证，部分药兼能利水消肿，止咳平喘，透疹，止痛，消疮等，还可用于水肿、咳喘、麻疹、风疹、风湿痹痛、疮疡初起等兼有表证者。

使用本类药物不可使发汗太过，耗伤阳气，损及津液。表虚自汗、阴虚盗汗以及疮疡日久、淋证、失血患者，虽有表证，也应慎用。本类药物多属辛散轻扬之品，入汤剂不宜久煎，以免有效成分挥发而降低药效。

解表药
- 1. 发散风寒药——辛、温——发散风寒（发汗解表）——外感风寒表证
  （麻黄、桂枝、荆芥、防风、白芷、细辛）
- 2. 发散风热药——辛、凉——发散风热（疏散风热）——外感风热表证、温病初起卫分证
  （薄荷、牛蒡子、蝉蜕、菊花、柴胡、葛根）

## 第一节　发散风寒药

本类药物性味多辛温，以发散风寒表邪为主要作用。主治外感风寒表证，症见恶寒发热，无汗或汗出不畅，头身疼痛，鼻塞流涕，口不渴，舌苔薄白，脉浮紧等。部分药物兼有宣肺平喘、利水等功效，还可治喘咳、水肿等。

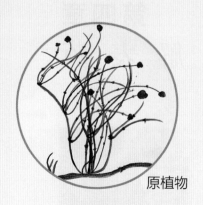

原植物

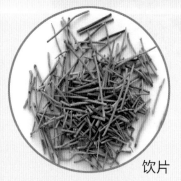

饮片

**附** 麻黄根

为草麻黄或中麻黄的干燥根和根茎。性味甘、涩，平。归心、肺经，具有固表止汗的作用，用于自汗、盗汗。

【角药】

黄芪　麻黄根　牡蛎　具有益气固表敛汗之功，主治阴阳俱虚。症见：自汗、盗汗、身常出汗、夜卧尤甚、久而不止、心悸惊惕、短气倦怠、舌质淡，脉细弱。

黄芪　麻黄根　当归　具有补益气血、固表敛汗之功。主治气血虚弱自汗、盗汗、汗出不止、少气懒言、面色㿠白，或产后虚汗不止、舌质淡白，脉细无力。

# 01 麻黄
## má huáng

本品首载于《神农本草经》，为麻黄科植物草麻黄 *Ephedra sinica* Stapf、中麻黄 *Ephedra intermedia* Schrenk et C. A. Mey. 或木贼麻黄 *Ephedra equisetina* Bge. 的干燥草质茎，主产于河北、山西、内蒙等地。秋季采收，晒干，除去木质茎、残根及杂质，切段。因其味麻，久则色变黄，故名。微香，味苦。生用、蜜炙或捣绒用。

【别名】麻黄、麻黄绒、炙麻黄、蜜麻黄、炙麻黄绒、蜜麻黄绒。

【药性】味辛、微苦，性温。归肺、膀胱经。

【功效】发汗解表，宣肺平喘，利水消肿。

【应用】

1. 风寒表证

治外感风寒，恶寒无汗、发热头痛、脉浮紧的无汗表实证，可配伍桂枝、杏仁、炙甘草，如麻黄汤。《伤寒论》："太阳病，头痛、发热、身疼、腰痛、骨节疼痛、恶风、无汗而喘者，麻黄汤主之。"

2. 咳嗽气喘

① 治风寒外束，肺气壅遏的喘咳实证，与杏仁、甘草同用，如三拗汤。

② 治寒痰停饮、咳嗽气喘、痰多清稀者，与芍药、细辛、干姜、炙甘草、桂枝、五味子、半夏同用，如小青龙汤。《伤寒论》："伤寒表不解，心下有水气，干呕发热而咳，或渴，或利，或噎，或小便不利，少腹满，或喘者，小青龙汤主之。"

③ 若肺热壅盛、高热喘急者，与石膏、杏仁、炙甘草相配，即麻杏石甘汤。《伤寒论》："下后，不可更行桂枝汤，若汗出而喘，无大热者，可与麻黄杏子甘草石膏汤。"

3. 风水水肿

治风邪袭表,肺失宣降之水肿兼有表证,常与甘草配伍,如甘草麻黄汤。《金匮要略》:"里水,越婢加术汤主之;甘草麻黄汤亦主之。"

此外,麻黄有散寒通滞的功效,可用治风寒痹证、阴疽、痰核。

【配伍药对】

麻黄　桂枝　相配增强发汗解表之功,用于外感风寒表实无汗证。

麻黄　杏仁　相配增强止咳定喘之功,用于风寒咳嗽、气喘。

麻黄　生石膏　生石膏辛寒之性可制约麻黄温性,不减弱定喘之功,相配可清泄肺热平喘,用于热邪壅肺之咳嗽、气喘。

麻黄　附子　相配可助阳散寒,用于风寒痹痛及阳虚外感。

【角药】

麻黄　桂枝　杏仁　三药合用具有发汗解表、宣肺平喘之功。主治外感风寒所致的表实证,风寒湿痹证的疼痛,表邪较重、阳气不得宣发所致咳喘病。症见:恶寒发热、头痛身痛、腰酸软、无汗、气喘、舌苔薄白、脉浮紧。

麻黄　杏仁　甘草　具有解表散寒、宣肺止咳之功。主治外感风寒、肺气不宣。症见:鼻塞身重、语言不出、伤风伤冷、头痛目眩、四肢不舒、咳嗽痰多、胸满气短。

麻黄　附子　炙甘草　具有助阳解表的功效,可用于少阴阳虚,外感风寒,太少两感。症见:恶寒身痛、无汗、微发热、脉沉微者;或水肿病身面水肿、气短、小便不利,脉沉而小。

麻黄　杏仁　石膏　具有辛凉宣泄、清肺平喘的功效,用于外感风邪。主治身热不解、咳逆气急、鼻翼扇动、口渴、有汗或无汗,舌苔薄白或黄,脉滑而数者。

麻黄　半夏　五味子　具有温肺化痰、敛肺止咳的功效。主治顽咳久喘,久治不愈。

麻黄　生石膏　怀山药　共奏表里双解、固护脾胃之效,主治外寒里热型感冒。

麻黄　细辛　附子　共奏温阳散寒解表之效,主治阳虚感寒证。症见:身虽发热,仍觉恶寒,尚需厚衣重被,神衰欲寐、精神萎靡,舌苔白滑或润,脉沉微细。

盐附子　麻黄　桂枝　共奏祛风散寒除湿之效,主治风寒湿痹。

麻黄　苍术　石膏　三药合用,以寒温并用之法,除寒热互结之机,合具散寒祛风、除湿清热之功。共奏散外寒、清里热之效,主治外寒里热之痹证。

症见：局部不甚红肿，喜温热，痛势甚剧，似属风寒湿痹，但又兼见口苦舌燥、苔黄便干、脉象有力。

麻黄　杏仁　桃仁　共奏止咳化痰平喘之效，主治咳、痰、喘。

【炮制、用法、用量】煎服，2～10 g。发汗解表宜生用，止咳平喘多蜜炙用。捣绒麻黄发汗之力缓和，多适用于小儿、年老体弱者。古方用本品，多先煮数沸，吹去浮沫，以防其沫性烈，令人心烦干呕，近人不以为然，仅供参考。

【用药禁忌】

1. 麻黄发汗力强，温病发热、肺肾虚喘及体虚多汗者忌用。

2. 妊娠期慎用，妊娠高血压禁用。

3. 麻黄中所含麻黄碱可兴奋中枢、升高血压，故失眠、神经衰弱者、高血压患者慎用，尿潴留患者多忌用。不宜与洋地黄类强心苷药物合用，以免引起室性心律失常。

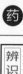

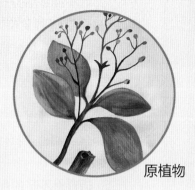

原植物

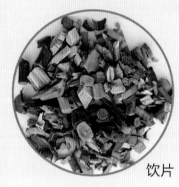

饮片

# 02 桂枝 guì zhī

本品首载于《名医别录》,为樟科植物肉桂 *Cinnamomum cassia* Presl 的干燥嫩枝。主产于广东、广西、云南等地。春、夏两季采收。除去叶,晒干或切片晒干。以质嫩、色红棕、香气浓者为佳。生用。

【别名】桂枝、桂尖、蜜桂枝。

【药性】味辛、甘,性温。归心、肺、膀胱经。

【功效】发汗解肌,温通经脉,助阳化气,平冲降逆。

【应用】

1. 风寒表证

① 治外感风寒、表虚有汗者,与白芍、生姜、大枣、炙甘草同用,如桂枝汤。《伤寒论》:"太阳中风,阳浮而阴弱,阳浮者热自发,阴弱者汗自出。啬啬恶寒,淅淅恶风,翕翕发热,鼻鸣,干呕者,桂枝汤主之。"

② 用治外感风寒、表实无汗者,与麻黄配伍,如麻黄汤。《伤寒论》:"太阳病,头痛,发热,身疼,腰痛,骨节疼痛,恶风,无汗而喘者,麻黄汤主之。"

2. 寒凝血滞诸痛证

① 治胸阳不振,心脉瘀阻,胸痹心痛,与枳实、厚朴、薤白、瓜蒌等药配伍,如枳实薤白桂枝汤。《金匮要略》:"胸痹心中痞,留气结在胸,胸满,胁下逆抢心,枳实薤白桂枝汤主之,人参汤亦主之。"

② 治中焦虚寒,脘腹冷痛,与白芍、饴糖、生姜、大枣、炙甘草等配伍,如小建中汤。《伤寒论》:"伤寒,阳脉涩,阴脉弦,法当腹中急痛,先与小建中汤;不差者,小柴胡汤主之。"

③ 治寒凝血滞、月经不调、经闭痛经、产后腹痛，与当归、吴茱萸配伍，如温经汤。《金匮要略》："妇人年五十所，病下利数十日不止。暮即发热，少腹里急，腹满，手掌烦热，唇口干燥，何也？师曰：此病属带下，何以故？曾经半产，瘀血在少腹不去。何以知之？其证唇口干燥，故知之，当以温经汤主之。"

④ 治风寒湿痹、肩臂疼痛，与附子配伍，如桂枝附子汤。《伤寒论》："伤寒八九日，风湿相搏，身体疼烦，不能自转侧，不呕不渴，脉浮虚而涩者，桂枝附子汤主之。"

⑤ 治营血不足的痹痛，与黄芪、白芍、生姜、大枣等配伍，以补气养血，如黄芪桂枝五物汤。《金匮要略》："血痹阴阳俱微，寸口关上微，尺中小紧，外证身体不仁，如风痹状，黄芪桂枝五物汤主之。"

3. 痰饮、蓄水

① 如脾阳不运，水湿内停的痰饮眩晕、心悸、咳嗽者，与茯苓、白术、炙甘草配伍，如苓桂术甘汤。《金匮要略》："心下有痰饮，胸胁支满，目眩，苓桂术甘汤主之。"

② 若膀胱气化失司的水肿、小便不利者，每与茯苓、猪苓、泽泻、白术同用，如五苓散。《伤寒论》："太阳病，发汗后，大汗出，胃中干，烦躁不得眠，欲得饮水者，少少与饮之，令胃气和则愈。若脉浮，小便不利，微热消渴者，五苓散主之。"

4. 心悸、奔豚

① 治心阳不振，心悸动、脉结代者，与炙甘草、人参、麦冬等同用，如炙甘草汤。《伤寒论》："伤寒脉结代，心动悸，炙甘草汤主之。"

② 用治阴寒内盛，引动冲气，上凌心胸的奔豚者，常重用本品，如桂枝加桂汤。《伤寒论》："烧针令其汗，针处被寒，核起而赤者，必发奔豚，气从少腹上冲心者，灸其核上各一壮，与桂枝加桂汤。"

【配伍药对】

桂枝　白芍　相配解表兼调和营卫，用于外感风寒、营卫不和之表虚自汗者。

桂枝　甘草　相配辛温助阳，益气通脉，用于心阳受损之心悸气短。

桂枝　茯苓　合用后桂枝通阳化气，茯苓健脾利湿、补益心脾，用于阳虚水肿、心阳不振之心悸、气短。

桂枝　桃仁　桂枝温通经脉，桃仁活血化瘀，相配用于妇女血瘀病证及其他外伤性瘀血阻滞所致疼痛。

【角药】

麻黄　桂枝　杏仁　三药合用具有发汗解表、宣肺平喘之功。主治外感风寒所致的表实证,风寒湿痹证的疼痛,表邪较重、阳气不得宣发所致咳喘病。症见:恶寒发热、头痛身痛、腰酸软、无汗、气喘,舌苔薄白、脉浮紧。

茯苓　桂枝　甘草　具有温阳化饮温饮利水之功。配伍见于《伤寒论》之茯苓甘草汤。适用于心下停饮、心悸、小便不利。

茯苓　白术　桂枝　合用共奏温阳利水化饮之效,主治饮邪所致之眩晕病证。症见:眩晕如坐船中,发作时呕吐清水,伴面色萎黄、虚浮、饮食不佳,舌质淡、苔薄腻,脉弦滑。

盐附子　麻黄　桂枝　共奏祛风散寒除湿之效,主治风寒湿痹。

桂枝　生地　阿胶　共奏补血益阴之效,主治阴血亏虚所见的头昏眼花、乏困无力、面色苍白、舌淡白、脉细数之证。

【炮制、用法、用量】煎服,3～10 g。桂枝含挥发油,入煎剂不宜久煎,以免降低药效。

【用药禁忌】

1. 性温,凡温热病、阴虚火旺及血热妄行诸证均忌用。

2. 孕妇及月经过多者慎用。

【鉴别用药】麻黄　桂枝

| | 麻黄　桂枝 |
|---|---|
| 相同点 | 二药均具有辛温之性,可发汗解表,常相须为用治疗外感风寒表证。 |
| 不同点 | 麻黄发汗力强,只用于风寒表实无汗证,桂枝发汗力缓和,表实无汗,表虚有汗均可使用。<br>麻黄具苦味,入肺、膀胱经,能宣肺平喘,利水消肿,治疗咳嗽气喘及水肿兼有表证者。<br>桂枝具有甘味,入心经,能温通经脉,治疗寒凝血滞诸痛证;具助阳化气之功,可治脾阳不运,痰饮眩晕及膀胱气化不利蓄水证;又可平冲降逆,用于心悸、奔豚。 |

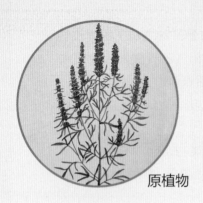

原植物

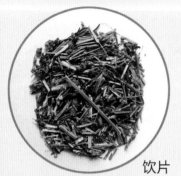

饮片

## 03 荆芥 jīng jiè

本品首载于《神农本草经》，为唇形科植物荆芥 *Schizonepeta tenuifolia* Briq. 的干燥地上部分。主产于江苏、浙江、河南等地。多为栽培。夏、秋两季花开到顶，穗绿时采割，除去杂质，阴干切段用，或只取花穗入药。生用或炒炭用。

【别名】荆芥、荆芥炭、假苏。

【药性】味辛，性微温。归肺、肝经。

【功效】祛风解表，透疹消疮，止血。

【应用】

1. 外感表证

① 治风寒感冒，恶寒、发热、头痛无汗者，与防风、茯苓、柴胡、前胡、羌活、独活、枳壳、桔梗、川芎、甘草等药同用，如荆防败毒散。

② 治风热感冒，发热、头痛者，多与金银花、连翘、薄荷、桔梗、竹叶、淡豆豉、牛蒡子、生甘草配伍，如银翘散。

2. 麻疹不透，风疹瘙痒

① 治表邪外束，麻疹初起、疹出不畅，多与蝉蜕、薄荷等药同用。

② 治风疹瘙痒，常与苦参、防风等药配伍。

3. 疮疡初起兼有表证

① 偏风寒者，多与羌活、川芎、独活等药配伍。

② 偏于风热者，多与银花、连翘、柴胡等药同用。

4. 吐衄下血

本品炒炭有收敛止血之功，用于吐血、衄血、便血、崩漏等多种出血证，常配伍生地黄、白茅根、侧柏叶等药。

【配伍药对】

荆芥　防风　相配解表祛风,多用于外感表证、风疹瘙痒。

【炮制、用法、用量】煎服,5～10 g。不宜久煎。解表透疹消疮宜生用;止血宜炒炭用。荆芥含有挥发油,入煎剂不宜久煎,以免降低药效。

【用药禁忌】

1. 味辛发散,长期服用可伤津耗气,气虚者及婴幼儿、老年人等身体虚弱者不宜长期服用。

2. 反河豚;忌驴肉、螃蟹、黄花鱼、鲇鱼;忌生冷。

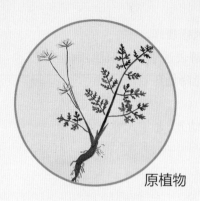

原植物

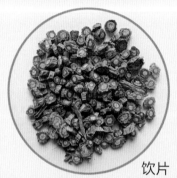

饮片

## 04 防风 fáng fēng

本品首载于《神农本草经》，为伞形科植物防风 *Saposhnikovia divaricata*（Turcz.）Schischk. 的干燥根。主产于我国东北及内蒙古东部。春、秋两季采挖未抽花茎植株的根，除去须根及泥沙，晒干切片。以切面皮部色浅棕、木部色黄者为佳。生用。

【别名】风肉、屏风、苏风、关防风。

【药性】味辛、甘，性微温。归膀胱、肝、脾经。

【功效】祛风解表，胜湿止痛，止痉。

【应用】

1. 外感表证

① 治风寒表证，头身疼痛者，常与荆芥、羌活、独活等配伍，如荆防败毒散。

② 治风热表证，发热恶风、咽痛口渴者，常与薄荷、蝉蜕、连翘等辛凉解表药同用。

③ 治外感风湿，头身困重、头痛如裹者，常配伍羌活、独活、川芎、藁本、炙甘草、蔓荆子，如羌活胜湿汤。

④ 治卫气不足，肌表不固而感受风邪者，与黄芪、白术同用，如玉屏风散。

2. 风疹瘙痒

本品药性平和，以祛风见长，风寒、风热所致之隐疹瘙痒皆可配伍使用，可配薄荷、蝉蜕、僵蚕等药同用。

3. 风湿痹痛

治风寒湿痹，肢节疼痛、筋脉挛急者，常与当归、羌活、姜黄、黄芪、芍药、炙甘草同用，即蠲痹汤。

4. 破伤风证

本品既能祛散外风，又能息内风止痉。用治

破伤风之角弓反张、四肢抽搐、项背强急,常配伍天麻、天南星、白附子等药。

【配伍药对】

防风　秦艽　相配祛风除湿,通络止痛,用于风湿痹证。

防风　苍术　相配祛风胜湿,用于风湿痹痛。

防风　天南星　相配祛风通络,可用于风痰壅滞经络之头痛、麻木及破伤风等。

【角药】

黄芪　白术　防风　具有益气固表止汗之功。主治表虚自汗,亦治虚人腠理不固,易于感冒。

川芎　白芷　防风　具有疏风止痛之功。主治外感风邪头痛。症见:偏正头痛或巅顶作痛、恶寒发热、目眩鼻塞,苔薄白,脉浮者。

紫草　羚羊角粉　防风　共奏清热凉血、解毒散瘀之效。主治红斑狼疮。

防风　瓜蒂　藜芦　合用为三圣散,共奏涌吐风痰之效。主治风痰壅盛或痰热所致痫证而身强体壮者。症见:失音闷乱,口眼㖞斜,或不省人事,牙关紧闭及癫痫。

【炮制、用法、用量】煎服,5～10 g。

【用药禁忌】

1. 本品药性偏温,凡阴血亏虚、热盛动风者不宜使用。

2. 本品燥湿之力较强,多服易伤阴耗液,故阴虚潮热、盗汗、遗精等忌用。

3. 孕妇不宜长期服用。

【鉴别用药】荆芥　防风

| | 荆芥　　防风 |
| --- | --- |
| 相同点 | 二药均具有辛、微温之性味,可祛风解表,既散风寒,又疏风热,风寒、风热感冒皆可用之。 |
| 不同点 | 荆芥发汗之力较强,荆芥穗发汗作用尤强。荆芥炭止血作用较优,出血病证多用;兼能透疹、消疮,可用于风疹瘙痒,麻疹透发不畅及疮疡初起兼表证者。<br>防风祛风之力较优,为"治风通用药""风药中之润剂"。又能祛风胜湿止痛,祛风解痉,治疗:风湿外感、卫表不固;风湿痹痛、关节疼痛;破伤风,痉挛抽搐,角弓反张,牙关紧闭。 |

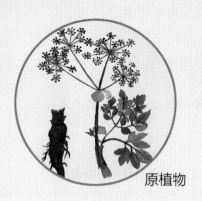

原植物

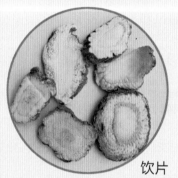

饮片

## 05 白芷 bái zhǐ

本品首载于《神农本草经》，为伞形科植物白芷 *Angelica dahurica*（Fisch. ex Hoffm.）Benth. et Hook. f. 或杭白芷 *Angelica dahurica*（Fisch. ex Hoffm.）Benth. et Hook. f. var. *formosana*（Boiss.）Shan et Yuan 的干燥根。白芷主产于河南长葛、禹县者习称"禹白芷"，产于河北安国者习称"祁白芷"。此外，陕西和东北亦产。杭白芷主产于浙江、福建、四川等地，习称"杭白芷"或"川白芷"。夏、秋间叶黄时采挖，除去须根及泥沙，晒干或低温干燥，切片。以粉性足、棕色油点多、香气浓郁者为佳。生用。

【别名】川白芷、杭白芷、香白芷、泽芬。

【药性】味辛，性温。归胃、大肠、肺经。

【功效】解表散寒，祛风止痛，宣通鼻窍，燥湿止带，消肿排脓。

【应用】

1. 风寒感冒，头痛，牙痛

治外感风寒，头身疼痛，鼻塞流涕，多与苍术、防风、羌活、川芎、细辛、生地黄、黄芩、甘草同用，如九味羌活汤。

2. 头痛，眉棱骨痛，牙痛，风湿痹痛

本品辛散温通，长于止痛，善入足阳明胃经，治阳明经头痛，眉棱骨痛，头风痛，可单用，亦可与薄荷、川芎、防风、细辛、荆芥、羌活、炙甘草配伍使用，如川芎茶调散。

3. 鼻塞，鼻渊

治鼻渊、鼻鼽等鼻科疾病之鼻塞不通，流涕不止，常与苍耳子、辛夷、细辛同用，如苍耳子散。

4. 寒湿带下

本品辛温香燥,善除阳明经湿邪,治疗带下。寒湿下注、白带过多者,常与白术、山药等药同用。

5. 疮痈肿痛

治疮疡初起、红肿热痛者,与金银花、当归尾、穿山甲、防风、陈皮、赤芍、甘草、皂角刺、天花粉、贝母、乳香、没药配伍,如仙方活命饮。

此外,本品还可祛风止痒,外用可治多种皮肤病,如风疹瘙痒、湿疹、面部色斑、狐臭、白癜风等。

【配伍药对】

白芷　细辛　相配辛香通窍止痛,用于风寒头痛、鼻渊头痛及眉棱骨痛。

白芷　当归　相配增强止痛之功,用于寒凝血滞所致疼痛。

白芷　川芎　相配长于祛风止痛,用于风寒头痛。

【角药】

羌活　细辛　白芷　具有祛风止痛之功。主治外感风邪头痛。

辛夷　苍耳子　白芷　具有散风寒、通鼻窍之功。主治鼻渊、鼻塞、流涕不止、前额头痛。

川芎　白芷　防风　具有疏风止痛之功。主治外感风邪头痛。症见:偏正头痛或巅顶作痛、恶寒发热、目眩鼻塞、苔薄白、脉浮者。

延胡索　川楝子　白芷　取疏肝和胃、清热行气、活血止痛之功效,主治胃脘胀痛、痛引胁肋、中脘嘈杂、嗳气频作、口苦等症。

川芎　白芷　菊花　共奏调理肝肾、清泻肝火之效,主治肝肾阴虚、肝阳上亢所致的高血压之证。

【炮制、用法、用量】煎服,3～10 g。

【用药禁忌】

1. 本品辛香温燥,阴虚血热者忌服。

2. 辛散性燥,长期服用易耗气伤阴,因此气虚自汗、阴虚盗汗者不宜单味药大量长期服用。

【临床医案】

患者,男,42 岁。于 2015 年 11 月 1 日初诊:腰痛甚不敢久坐,右侧坐骨神经痛一年余。舌淡红胖,舌尖红,苔白腻,脉弦。

诊断:痹证(气滞血瘀,寒湿痹阻)。

方用敦煌大补肾汤加减。处方:当归 20 g,白芷 20 g,黄芪 20 g,肉桂 20 g,泽泻 12 g,熟地 20 g,川芎 15 g,延胡索 15 g,杜仲 20 g,牛膝 30 g,伸筋草 20 g,淫羊藿 30 g,五味子 10 g,艾叶 20 g,鹿衔草 20 g,焦六神曲 30 g,炙甘草 12 g,白芍 20 g,防风 15 g,淡竹叶 10 g,玉米须 20 g。取 6 剂,每日一剂,一日三次。

2015 年 11 月 8 日二诊:患者腰痛、右侧坐骨神经痛大减,舌淡红边齿痕,苔白厚腻,脉弦。加路路通 30 g,以下药量均增大:肉桂 30 g,泽泻 15 g,艾叶 30 g,玉米须 30 g,杜仲 30 g,白芷 30 g,当归 30 g,五味子 12 g,取 3 副。

2015 年 11 月 11 日三诊:患者右侧坐骨神经痛大减,右下肢偶有麻木感,行走利。舌淡红边齿,苔中厚腻黄白,脉弦。上方中去玉米须、延胡索,加透骨草 20 g,泽泻增至 20 g,伸筋草增至 25 g,取 3 剂。

2015 年 11 月 15 日四诊:患者腰痛、右侧坐骨神经痛止,行走自如,右大腿偶有酸困感。舌淡红,苔中厚腻,脉弦,上方中加桑枝 20 g,透骨草增至 30 g,鹿衔草减至 15 g,伸筋草增至 30 g,取 3 剂。

按:当归-白芷于方中起止痛之功。肾主骨生髓,患者腰腿疼痛,当从肾论治,主方用敦煌大补肾汤,加减祛风通络之药,以行气血祛寒湿。初诊当归 20 g、白芷 20 g,量比为 1：1,以活血止痛;二诊时当归、白芷量比虽然仍为 1：1,然二药剂量均增至 30 g,散寒与活血并重,加强止痛之功;三诊、四诊患者临床症状逐渐减轻,二药均运用 30 g,药量未作减少,进一步活血通络止痛,于愈后亦起防范作用。

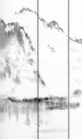

## 06 细辛 xì xīn

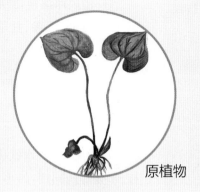

原植物

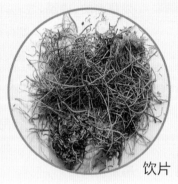

饮片

本品首载于《神农本草经》,为马兜铃科植物北细辛 *Asarum heterotropoides* Fr. Schmidt var. *mandshuricum*(Maxim.)kitag.、汉城细辛 *Asarum sieboldii* Miq. var. *seoulense* Nakai 或华细辛 *Asarum sieboldii* Miq. 的干燥根和根茎。前两种习称"辽细辛",主产于东北地区;华细辛主产于陕西、河南、山东等地。夏季果熟期或初秋采挖,除净地上部分和泥沙,阴干,切段。本品气辛香,味辛辣、麻。生用。

【别名】辽细辛、华细辛、小辛、少辛。

【药性】味辛,性温。有小毒。归心、肺、肾经。

【功效】解表散寒,祛风止痛,宣通鼻窍,温肺化饮。

【应用】

1. 风寒感冒,阳虚外感

① 用于外感风寒,头身疼痛较甚兼鼻塞流涕者,常与羌活、防风、白芷等药同用,如九味羌活汤。

② 细辛可达表入里,走肾经而除里寒,治阳虚外感,恶寒发热、无汗、脉反沉者,与麻黄、附子同用,如麻黄细辛附子汤。《伤寒论》:"少阴病,始得之,反发热,脉沉者,麻黄细辛附子汤主之"。

2. 头痛牙痛,风湿痹痛

① 治少阴头痛,足寒气逆,脉象沉细者,与独活、川芎等配伍,如独活细辛汤。

② 治外感风邪,偏正头痛,与川芎、白芷、羌活同用,如川芎茶调散。

③ 治风冷牙痛,可单用或与白芷、荜茇煎汤含漱。

④ 治风寒湿痹,腰膝冷痛,与独活、桑寄生、杜仲、牛膝、茯苓、防风、秦艽、川芎、肉桂心、人参、甘草、当归、芍药、干地黄同用,如独活寄生汤。

3. 鼻渊,鼻鼽

治鼻渊等鼻科疾病,鼻塞、流涕、头痛者,与白芷、苍耳子、辛夷等散寒通窍止痛药同用。

4. 痰饮喘咳

治外感风寒,水饮内停之恶寒发热,无汗,喘咳,痰多清稀者,与麻黄、桂枝、干姜等药同用,如小青龙汤。《伤寒论》:"伤寒表不解,心下有水气,干呕发热而咳,或渴,或利,或噎,或小便不利,少腹满,或喘者,小青龙汤主之。"

此外,本品辛温行散,芳香透达,吹鼻取嚏,有通关开窍醒神之功,用治中风口噤气塞、昏不知人、面色苍白、牙关紧闭之神昏窍闭证,常与皂荚研末,吹鼻取嚏,如通关散。

【配伍药对】

细辛　干姜　相配温肺化饮,用于寒痰停饮伏肺,咳喘者。

细辛　五味子　细辛温肺化饮,五味子敛肺止咳,一散一敛,为治寒饮咳喘常用配伍。

细辛　川芎　相配长于祛风止痛,用于风寒头痛。

【角药】

羌活　细辛　白芷　具有祛风止痛之功。主治外感风邪头痛。

干姜　细辛　五味子　具有温化寒痰、调畅气机之功。主治咳喘气急。症见:痰白而稀、口不渴、形寒怕冷、舌苔白滑、脉象浮紧。

麻黄　细辛　附子　共奏温阳散寒解表之效。主治阳虚感寒证。症见:身虽发热,仍觉恶寒,尚需厚衣重被,神衰欲寐、精神萎靡,舌苔白滑或黑润,脉沉微细。

【炮制、用法、用量】煎服,1～3 g;散剂每次服 0.5～1 g。外用适量。

【用药禁忌】

1. 性温,凡气虚多汗、阴虚火旺、血虚及阳亢头痛、肺热咳喘、肺燥伤阴干咳者忌用。

2. 细辛用量过大或煎煮时间过短,易引起中毒。

3. 不宜与藜芦同用。孕妇忌用。

【中毒症状】大剂量细辛挥发油可使中枢神经系统先兴奋后抑制,使运动和呼吸减慢,反射消失,最后因呼吸麻痹而死亡。细辛对于心肌有直接抑制作用,过量使用可引起心律失常。中毒时主要表现为头痛、呕吐、胸闷、呼吸急促、躁动不安、颈项强直、毛发竖立、口渴、脉速、体温及血压升高、瞳孔散大、面色潮红、肌肉震颤、全身紧张，如治疗不及时可迅速转入痉挛状态，出现意识不清、牙关紧闭、角弓反张、四肢抽搐、眼球突出、神志昏迷，最后死于呼吸麻痹。

细辛中毒的主要原因：一是直接吞服单方的散剂用量过大，二是较大剂量入汤剂煎煮时间过短。

严格按照规定的用法用量使用，方能保证用药安全。

【解救方法】早期催吐、洗胃，内服乳汁、蛋清或药用炭；补液及维生素C；惊厥、痉挛、狂躁等症状时可用镇静药；尿闭时应导尿或口服利尿药。出现四肢抽搐者，可静脉注射戊巴比妥钠，或用水合氯醛等，以止惊厥。神志不清者，可用安宫牛黄丸开窍醒神。甘草绿豆汤、黄连解毒汤、五味消毒饮等清热解毒剂，亦有一定解毒作用。

（引自《中华临床中药学》第2版）

【鉴别用药】白芷　细辛

| | 白芷　　细辛 |
|---|---|
| 相同点 | 二药均具有辛、温之性，可解表散寒、祛风止痛、宣通鼻窍，用于外感风寒表证，头痛鼻塞流涕者为宜；头痛、牙痛、风湿痹痛；鼻渊、鼻衄等。 |
| 不同点 | 白芷主要用于阳明经头痛，以散阳明经脉风湿之邪而止前额痛、眉棱骨痛见长；可燥湿止带、消肿排脓，治疗带下证；疮痈肿毒，初起消肿，已溃排脓。<br>细辛有小毒，可达表入里，入肺经，散在表风寒，入肾经，又可除在里寒邪，尤宜用于阳虚外感，也可用于少阴经头痛；可温肺化饮，用于寒饮伏肺、寒痰停饮、咳喘等。 |

## 第二节　发散风热药

本类药物性味多辛凉，发汗作用较发散风寒药缓和，以发散风热为主要作用。主治风热感冒以及温病初起邪在卫分者，症见发热、微恶风寒、咽干、口微渴、头痛目赤、舌边尖红、苔薄黄、脉浮数等。部分药物兼有利咽、透疹、明目、止咳等功效，可治咽喉肿痛、麻疹不透、风热目赤、风热咳嗽等证。

## 07　薄荷
### bò he

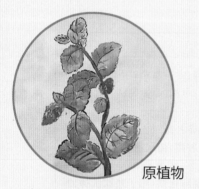

原植物

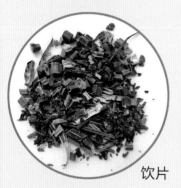

饮片

本品首载于《新修本草》，为唇形科植物薄荷 *Mentha haplocalyx* Briq. 的干燥地上部分。主产于江苏以及浙江、湖南等省。夏、秋两季茎叶茂盛或花开至三轮时分次采割，晒干或阴干，切段。本品揉搓后有特殊清凉香气，味辛凉。以叶多、色绿、气味浓者为佳。生用。

【别名】卜荷、薄荷叶、薄荷梗、苏薄荷。

【药性】味辛，性凉。归肺、肝经。

【功效】疏散风热，清利头目，利咽透疹，疏肝行气。

【应用】

1. 风热感冒，温病初起

① 用治风热感冒或温病初起、邪在卫分，发热、微恶风寒、头痛等症，常与金银花、连翘、牛蒡子等药同用，如银翘散。

② 与桑叶、菊花、杏仁、连翘、桔梗、生甘草、芦根配伍，如桑菊饮。

2. 头痛目赤,喉痹口疮

治风热上攻,头痛目赤,常与菊花、牛蒡子等药配伍,如薄荷汤。

3. 麻疹不透,风疹瘙痒

治风热束表,麻疹不透,配蝉蜕、牛蒡子、柽柳等疏风透疹药同用,如竹叶柳蒡汤。

4. 肝气郁滞,胸胁胀闷

治肝气郁滞,胸胁胀痛,月经不调,常与柴胡、白芍、当归、白术、茯苓、甘草等药同用,如逍遥散。

此外,本品芳香辟秽,可用治夏令感受暑湿秽浊之气而出现的脘腹胀满、呕吐泄泻,常与香薷、厚朴等同用。

【配伍药对】

薄荷　菊花　相配疏散风热,利头目,泻肝火,用于风热之头痛目赤及肝火目赤肿痛。

薄荷　桔梗　相配疏散风热,宣肺利咽,可用于咽喉肿痛。

【角药】

薄荷　白薇　玉竹　具有滋阴解表之功。主治阴虚外感风热证。症见:头痛身热、微恶风寒、无汗或有汗不多、咳嗽、心烦、口渴、咽干、舌红,脉数。

【炮制、用法、用量】煎服,3～6 g;薄荷含有挥发油,入汤剂不宜久煎,宜后下。外用可煎汤外洗。薄荷叶长于发汗,薄荷梗偏于行气。

【用药禁忌】

1. 本品发汗力较强,体虚多汗者、阴虚血燥者慎用。

2. 孕妇及产后、哺乳期妇女慎用。

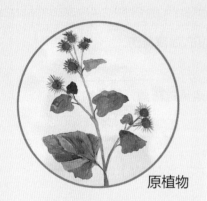
原植物

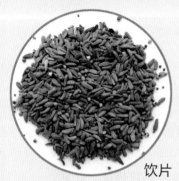
饮片

## 08 牛蒡子
### niú bàng zǐ

本品首载于《名医别录》，为菊科植物牛蒡 *Arctium lappa* L. 的干燥成熟果实。中国大部分地区均产。秋季果实成熟时采收果序，晒干，打下果实，除去杂质。以粒大、饱满、色灰褐者为佳。生用或炒用，用时捣碎。

【别名】大力子、炒牛蒡子、鼠黏子、恶实、大牛子。

【药性】味辛、苦，性寒。归肺、胃经。

【功效】疏散风热，宣肺祛痰，利咽透疹，解毒消肿。

【应用】

1. 风热感冒，温病初起，咳嗽痰多

治风热外感，或温病初起，发热，咽喉肿痛等，与金银花、连翘、荆芥等同用，如银翘散。

2. 麻疹不透，风疹瘙痒

治麻疹不透，与薄荷、蝉蜕、葛根等药同用；治风疹瘙痒，与荆芥、蝉蜕、苍术等药同用，如消风散。

3. 痈肿疮毒，痄腮丹毒，咽喉肿痛

用治风热外袭，火毒内结，痈肿疮毒，兼有便秘者，与大黄、芒硝、栀子等药同用；治风热疫毒上攻之大头瘟，恶寒发热，头面红肿焮痛，目不能开，咽喉不利等，与黄芩、黄连、陈皮、甘草、玄参、柴胡、桔梗、连翘、板蓝根、马勃、薄荷、僵蚕、升麻同用，如普济消毒饮。

【炮制、用法、用量】煎服，6～12 g。入汤剂宜捣碎，炒用后滑肠及寒性略减。

【用药禁忌】

1. 性寒滑肠，脾虚便溏者慎用。

2. 性寒，凡外感风寒、内伤生冷、脾胃虚寒、肾阳虚衰等证不宜长期服用。

## 09 蝉 蜕
chán tuì

本品首载于《名医别录》，为蝉科昆虫黑蚱 *Cryptotympana pustulata* Fabricius 若虫羽化时脱落的皮壳。中国大部分地区均产。主产于山东、河北、河南等地。夏秋季采收，除去泥土杂质，晒干。以体轻、色黄亮者为佳。生用。

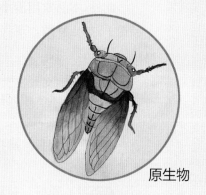

原生物

【别名】蝉衣、蝉壳、枯蝉。

【药性】味甘，性寒。归肺、肝经。

【功效】疏散风热，利咽开音，透疹止痒，明目退翳，息风止痉。

【应用】

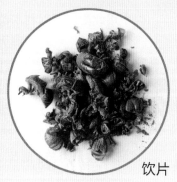

饮片

1. 风热感冒，温病初起，咽痛音哑

① 治风热感冒，温病初起，发热恶风，头痛口渴者，配薄荷、连翘等药同用。

② 治风热火毒上攻，咽喉红肿疼痛、声音嘶哑者，与薄荷、牛蒡子、金银花等药同用，如蝉薄饮。

2. 麻疹不透，风疹瘙痒

① 治风热外束，麻疹初起，透发不畅，与薄荷、紫草等药配伍，如透疹汤。

② 治风疹瘙痒，与荆芥、防风、苦参等同用，如消风散。

3. 目赤翳障

用治风热上攻或肝火上炎之目赤肿痛，翳膜遮睛，常与菊花、决明子等药同用，如蝉花散。

4. 惊风抽搐，破伤风证

① 治疗小儿急惊风，与天竺黄、栀子、僵蚕等药同用。

② 治破伤风证，牙关紧闭，手足抽搐，角弓反张，轻者可单用本品研末，以黄酒冲服；重者与天麻、僵蚕、全蝎同用，如五虎追风散。

此外,本品常用治小儿惊痫夜啼不安,可单用本品,也可配薄荷、钩藤煎汤送下,如止啼散。现代研究证明,该药能镇静安神,故用之有效。

【配伍药对】

蝉蜕　胖大海　相配宣肺清咽、开音,治疗肺热咽痛音哑。

蝉蜕　防风　相配祛风止痒,用于治疗皮肤风疹瘙痒等。

【角药】

蝉蜕　白僵蚕　虎杖　主治外感发热,三药配伍共奏"透、清、下"之效,表里双解。

紫苏叶　蝉蜕　益母草　三药合用,共奏疏风活血利水之效。在肾脏病中用此配伍可以利水消肿,消除蛋白尿,改善肾功能。

桑叶　蝉蜕　胖大海　桑叶有清泻外邪之功,但其力甚弱,须辅以蝉蜕之清透、胖大海之开宣肺气,三药合用共奏宣肺止咳之效。主治秋令燥嗽。

【炮制、用法、用量】煎服,3～6 g,或单用研末冲服。一般病证用量宜小;解痉则需大量。

【用药禁忌】《名医别录》:"主妇人生子不下",故孕妇慎用。

【鉴别用药】薄荷　牛蒡子　蝉蜕

| | 薄荷　　牛蒡子　　蝉蜕 |
|---|---|
| 相同点 | 三药均可疏散风热、利咽、透疹,用于外感风热、温病初起;风热上攻,咽喉肿痛;麻疹不透,风疹瘙痒。 |
| 不同点 | 薄荷长于清利头目、疏肝解郁,治疗风热上攻,头痛目赤;肝气郁滞、胸闷胁痛、乳房胀痛、月经不调。<br>牛蒡子具苦寒之性,可宣肺祛痰、解毒消肿,兼润肠通便,治疗肺热咳嗽痰多、疮痈肿毒、痄腮、丹毒及便秘。<br>蝉蜕可利咽开音、明目退翳、止痉,用于咽痛喑哑目赤肿痛、翳膜遮睛及惊风抽搐。 |

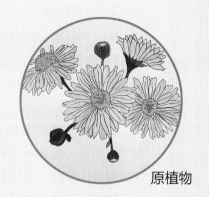

原植物

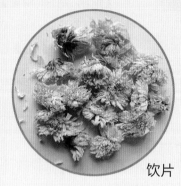

饮片

## 10 菊花 jú huā

本品首载于《神农本草经》，为菊科植物菊 *Chrysanthemum morifolium* Ramat. 的干燥头状花序。主产于浙江、安徽、四川等地。药材根据产地和加工方法的不同，分为"亳菊""滁菊""贡菊""杭菊"。以亳菊和滁菊品质最优。因花的颜色有差异，又有黄菊花和白菊花之分。秋末花盛时分批采收，阴干或焙干，或熏、蒸后晒干。本品以花朵完整、色鲜艳、香气浓郁者为佳。生用。

【别名】川菊、怀菊、杭菊、滁菊。

【药性】味辛、甘、苦，性微寒。归肺、肝经。

【功效】疏散风热，清肝明目，平抑肝阳，清热解毒。

【应用】

1. 风热感冒，温病初起

用治风热感冒，或温病初起，发热、头痛、咳嗽等症，常与桑叶、连翘、薄荷等药同用，如桑菊饮。

2. 目赤肿痛，目暗昏花

① 治肝经热盛，目赤肿痛，与桑叶、蝉蜕等药配伍。

② 治肝肾精血不足，目失所养，眼目昏花，常与枸杞子、熟地黄、山茱萸等药同用，如杞菊地黄丸。

3. 肝阳上亢，头痛眩晕

① 治肝阳上亢，头痛眩晕，与石决明、珍珠母、钩藤等药同用。

② 治肝火上攻，头痛眩晕及肝经热盛、热盛动风者，与羚羊角、钩藤、桑叶、川贝母、生地黄、茯神、白芍、生甘草、淡竹茹配伍，如羚角钩藤汤。

### 4. 疮痈肿毒

治疮痈肿毒，常与金银花、生甘草同用。

【角药】

桑叶　菊花　连翘　具有疏风清热、宣肺止咳的功效。主治风温初起，咳嗽，轻微发热。

川芎　白芷　菊花　共奏调理肝肾、清泻肝火之效。主治肝肾阴虚，肝阳上亢所致的高血压之证。

钩藤　菊花　夏枯草　共奏清热平肝之效。主治高血压属肝阳上亢者。

【炮制、用法、用量】煎服，5～10 g。疏散风热多用黄菊花，平肝、清肝、明目多用白菊花。

【用药禁忌】性寒，凡外感风寒、内伤生冷、脾胃虚寒、肾阳虚等证者不宜长期服用。

【鉴别用药】桑叶　菊花

| | 桑叶　　菊花 |
|---|---|
| 相同点 | 二药均入肺、肝经，可疏散风热，治风热感冒及温病初起；可平抑肝阳，治肝阳上亢头痛眩晕；可清肝明目，治肝经风热，或肝火上攻之目赤肿痛。 |
| 不同点 | 桑叶疏散风热力强，能清肺润燥，治疗肺热咳嗽、燥热咳嗽，又能凉血止血，用于血热吐血之轻证。<br>菊花平肝、清肝力强，又能清热解毒，用于疗疮肿毒。 |

## 11 柴胡
### chái hú

本品首载于《神农本草经》，为伞形科植物柴胡 *Bupleurum chinense* DC. 或狭叶柴胡 *Bupleurum scorzonerifolium* Willd. 的干燥根。按性状不同，分别习称"北柴胡"及"南柴胡"。北柴胡主产于河北、河南、辽宁等地；南柴胡主产于湖北、四川、安徽等地。春、秋两季采挖，除去茎叶及泥沙，干燥，切段。以外表皮黑褐、切面黄白色者为佳。生用或醋炙用。

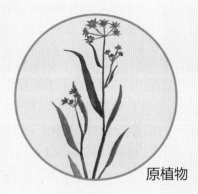

原植物

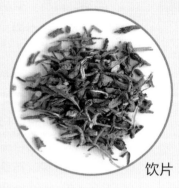

饮片

【别名】柴草、茹草、醋柴胡、鳖血柴胡、炙柴胡。

【药性】味辛、苦，性微寒。归肝、胆、肺经。

【功效】和解退热，疏肝解郁，升举阳气。

【应用】

1. 外感发热，少阳证

① 治疗风寒感冒，恶寒发热、头身疼痛，常配伍防风、生姜等药，如正柴胡饮。

② 治外感风寒，寒邪入里化热，恶寒渐轻，身热增盛者，多与葛根、甘草、羌活、黄芩、白芷、白芍、桔梗等药配伍，如柴葛解肌汤（《伤寒六书》）。

③ 治伤寒邪在少阳，寒热往来、胸胁苦满、口苦咽干、目眩，常与黄芩、半夏、人参、炙甘草、生姜、大枣等药同用，如小柴胡汤。《伤寒论》："伤寒五六日中风，往来寒热，胸胁苦满、默默不欲饮食，心烦喜呕，或胸中烦而不呕，或渴，或腹中痛，或胁下痞硬，或心下悸、小便不利，或不渴、身有微热，或咳者，小柴胡汤主之。"

2. 肝郁气滞，胁肋胀痛，月经不调

① 治肝气郁滞所致胸胁或少腹胀痛、月经失调、痛经等，常与陈皮、香附、川芎、枳壳、芍药、炙甘草同用，如柴胡疏肝散。

② 治肝郁血虚,脾失健运,月经不调,乳房胀痛,胁肋作痛,神疲食少,脉弦而虚者,常配当归、白芍、白术等药,如逍遥散。

3. 气虚下陷,脏器脱垂

治气虚下陷所致久泻脱肛、子宫下垂、肾下垂等脏器脱垂,与人参、黄芪、当归、橘皮、升麻、白术、甘草等药同用,如补中益气汤。

此外,本品还具有退热截疟的作用,可治疟疾寒热。

【配伍药对】

柴胡　黄芩　相配可和解少阳邪热,用于少阳寒热往来、半表半里之证。

柴胡　白芍　柴胡疏肝解郁,白芍养肝敛阴,相配可疏肝缓急,用于肝郁胸胁疼痛及月经不调。

【角药】

柴胡　黄芩　半夏　具有和解少阳、解肌退热、疏肝和胃、清胆截疟的功效。主治伤寒少阳证。症见:往来寒热、胸胁苦满、不思饮食、心烦、喜呕、口苦咽干、目眩,舌苔薄白,脉弦;心下痞硬或心下满痛、大便不解或下利,舌苔黄,脉弦数且有力者;疟疾热多寒少、口苦咽干、小便赤涩,脉来弦数。

柴胡　枳实　芍药　具有透邪解郁、疏肝理气的功效。主治阳郁厥逆证:手足不温,或身微热,或咳,或小便不利,或腹痛,或泄泻,脉弦;肝脾不和证:胁肋胀闷,胆腹疼痛,脉弦。

柴胡　当归　白芍　具有疏肝解郁、健脾和营的功效。主治肝郁血虚。症见:两胁作痛、寒热往来、头痛目眩、口燥咽干、神疲食少、月经不调、乳房作胀、脉弦而虚。

柴胡　郁金　白芍　具有疏肝解郁、行气止痛的功效。主治肝郁血虚血瘀。症见:两胁作痛、头昏目眩、口燥咽干、女子月经不调、男子婚久不育,舌红,脉弦。

黄芪　升麻　柴胡　具有补中益气、升阳举陷的功效。主治气虚下陷证。症见:久痢脱肛、子宫脱垂、久泻、久痢,舌淡苔白,脉虚软无力之证。

龙骨　牡蛎　柴胡　具有疏肝安神的功效。主治肝郁失眠证。症见:常情志抑郁或忧思愤怒、口苦咽干、心烦易怒、胸闷胁满,常有叹息、手足心热、夜寐不安,尿黄赤、便燥结,舌质红、苔黄,脉弦数。

柴胡　羌活　板蓝根　共奏祛风清热之效。主治外感热病。

柴胡　黄芩　青蒿　亦清亦透,透其外邪,清其郁热,畅其气机,通其津液,合用共奏疏散退热之效。主治外感高热。

柴胡　黄芩　僵蚕　共奏解肌退热、息风止痉之效。主治小儿发热,尤其对有高热惊厥病史的小儿更为适合。

柴胡　白芍　茵陈　三药相伍疏中有柔、补中有清、疏柔清利、相辅相成,共奏降酶保肝之效。主治慢性肝病病程久远、肝郁血亏、湿邪留恋。

老鹳草　柴胡　郁金　共奏清热利湿、疏肝理气之效。治疗胆囊炎收效甚捷。

枳实　升麻　柴胡　三药合用共奏升举中阳之效。主治中气下陷之证。

大黄　当归　柴胡　合用共奏疏肝养血祛瘀之效。主治劳伤胁痛病证。症见:胁肋疼痛反复发作,稍劳更甚,有外伤史,痛处固定,按之痛甚,伴有大便秘结有时色黑,舌质紫,脉弦涩。

柴胡　三棱　莪术　共奏升阳解郁、破血行气、消积化瘀之效,多用于气滞血瘀之重症。主治肾衰竭气滞血瘀。

【炮制、用法、用量】煎服,3～10 g。和解退热宜生用;疏肝解郁宜醋炙;升举阳气可生用或酒炙。

【用药禁忌】肝阳上亢,肝风内动,阴虚火旺及气机上逆者忌用或慎用。

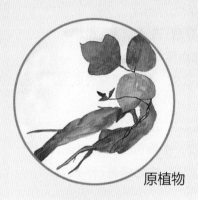
原植物

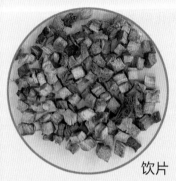
饮片

## 12 葛根
### gě gēn

本品首载于《神农本草经》，为豆科植物野葛 *Pueraria lobata*（Willd.）Ohwi 的干燥根。习称"野葛"。野葛主产于河南、湖南、浙江、四川等地。秋、冬两季采挖，切厚片或小块，干燥。野葛以质疏松、切面纤维性强者为佳。

【别名】甘葛、粉葛、煨葛、葛麻茹。

【药性】味甘、辛，性凉。归脾、胃、肺经。

【功效】解肌退热，生津止渴，透疹，升阳止泻，通经活络，解酒毒。

【应用】

1. 外感发热，头痛项强

① 治风热表证，发热、头痛等，常与薄荷、菊花、蔓荆子等药同用。

② 治风寒感冒，表实无汗，恶寒，项背强痛者，与麻黄、桂枝等药配伍，如葛根汤。《伤寒论》："太阳病，项背强几几，无汗恶风，葛根汤主之。"

③ 治疗外感风寒，邪郁化热，发热重，恶寒轻，头痛无汗，目疼鼻干，口微渴，苔薄黄等，与柴胡、黄芩、白芷等药配伍，如柴葛解肌汤。

2. 热病口渴，内热消渴

治热病津伤口渴，常与芦根、天花粉、知母等清热生津药同用。

3. 麻疹不透

治麻疹初起，疹发不畅，与升麻、芍药、甘草等药配伍，如升麻葛根汤。

4. 热泻热痢，脾虚泄泻

治外感表证未解，邪热入里，身热下利，胸脘烦热，口干作渴，或喘而汗出，舌红，苔黄，脉数，或湿热泻痢，与黄芩、黄连、炙甘草等药同用，如葛根芩连汤。《伤寒论》："太阳病，桂枝证，医反下之，利遂不止，脉促者，表未解也；喘而汗出者，葛根黄芩黄连汤主之。"

5. 中风偏瘫,胸痹心痛,眩晕头痛

治疗中风偏瘫,胸痹心痛,眩晕头痛,可与三七、丹参、川芎等药同用。

6. 治酒毒伤中

治疗酒毒伤中,恶心呕吐,脘腹痞满,常与陈皮、白豆蔻等药同用。

【配伍药对】

葛根　升麻　相配可解肌透疹,用于麻疹初出,疹出不畅。

葛根　黄连　葛根解阳明外热,黄连清热燥湿,二者合用可治疗热病里热腹泻,湿热痢疾。

葛根　白术　葛根生津养胃,白术健脾燥湿,相配可健脾止泻,用于脾虚泄泻。

【角药】

葛根　黄芩　黄连　具有解表清里的功效。主治外感表证未解而致热邪入里、身热下痢。

葛根　白蒺藜　地龙　共奏清肝散邪、通络止痛之效。主治头痛。

葛根　槟榔　党参　共奏培补中气、和调升降之效。主治脘腹胀满、泄泻之病证。

葛根　豨莶草　夏枯草　三药合用,标本同治、相得益彰,共奏调理肝肾、清泻肝火之效。主治肝肾阴虚、肝阳上亢所致的高血压。

【炮制、用法、用量】煎服,10～15 g。解肌退热、透疹、生津止渴、通经活络、解酒毒宜生用,升阳止泻宜煨用。

【用药禁忌】

1. 甘辛升阳,多服易加重阴虚火炎之势,故阴虚火旺者不宜单味多量久服。

2. 具有降低血压、降低血糖的作用,低血压、低血糖患者不宜长期服用。

【鉴别用药】柴胡　葛根　升麻

|  | 柴胡　　葛根　　升麻 |
|---|---|
| 相同点 | 三者均能发表退热,升举阳气,用于外感发热及清阳不升之证。柴胡、升麻均能升阳举陷,治疗气虚下陷证。升麻、葛根均能透疹,治疗麻疹透发不畅。 |
| 不同点 | 柴胡退热作用较优,善解少阳半表半里之邪,为治少阳证的要药。柴胡又能疏肝解郁,为治肝气郁结之要药。<br>升麻退热作用最弱,在发表退热剂中仅作辅助用药。升麻又能清热解毒,尤善清解阳明热毒,治齿龈肿痛、咽喉肿痛、口舌生疮。<br>葛根长于解肌,多用于表证而有项背强痛之症。葛根鼓舞脾胃清阳之气上升而止泻止痢,治疗湿热泻痢、脾虚泄泻。兼生津止渴,治津伤口渴,消渴。 |

# 第五章
# 清 热 药

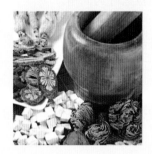

以清解里热为主要作用，治疗里热证的药物，称为清热药。

清热药性寒凉，寒能清热，沉降入里，使里热得以清解。 根据清热药的功效及其主治证的不同特点，又将其分为清热泻火药、清热燥湿药、清热凉血药、清热解毒药、清虚热药五类，分别治气分实热证、湿热证、血分实热证、热毒证及虚热证。

使用清热药时，注意有无兼证，若里热兼有表证，当先解表后清里，或与解表药同用，以表里双解；若里热兼积滞，宜与泻下药同用。

本类药物性多寒凉，易伤脾胃，故脾胃虚寒、食少便溏者慎用；苦燥药易伤阴，阴虚者慎用或酌情配伍养阴生津药；阴盛格阳或真寒假热证忌用。注意中病即止，避免克伐太过以伤正气。

清热药 {
1. 清热泻火药——苦、寒——清热泻火——气分实热证、脏腑火热证。（石膏、知母、栀子、夏枯草）
2. 清热燥湿药——苦、寒——清热燥湿——湿热黄疸、泻痢等湿热证。（黄芩、黄连、黄柏、龙胆）
3. 清热解毒药——苦、寒——清热解毒——肺痈、乳痈、疔毒等热毒证。（金银花、连翘、红藤）
4. 清热凉血药——苦寒、咸寒——清热凉血——热入营血、血热出血证。（牡丹皮）
5. 消虚热药——寒凉——清虚热、退骨蒸——阴虚内热、温病后期。（青蒿）
}

## 第一节　清热泻火药

本类药物性味多苦寒或甘寒，以清热泻火为主，主要用于气分实热证及脏腑火热证，症见高热、口渴、汗出、烦躁，甚则神昏谵语、脉洪大等，也可用于肺热咳嗽、胃热口渴、心火烦躁、肝火目赤等。

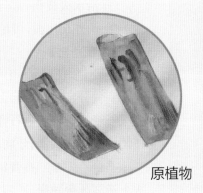

原植物

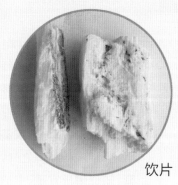

饮片

## 01 石膏
### shí gāo

本品首载于《神农本草经》，为硫酸盐类矿物石膏族石膏，主要成分为含水硫酸钙（$CaSO_4 \cdot 2H_2O$）。主产于湖北、安徽、四川等地。采挖后，除去杂石及泥沙。以白色、块大、半透明、纵断面如丝者为佳。打碎生用或煅用。

【别名】白虎、细石、煅石膏、生石膏。

【药性】味甘、辛，性大寒。归肺、胃经。

【功效】生用：清热泻火，除烦止渴；煅用：收湿，生肌，敛疮，止血。

【应用】

1. 气分实热证

若外感热病，邪在气分，高热、烦渴、脉洪大等，多与知母、粳米、炙甘草同用，如白虎汤。《伤寒论》："伤寒，脉浮滑，以表有热，里有寒，白虎汤主之。"

2. 肺热喘咳

若邪热壅肺之高热、喘咳，多与麻黄、杏仁、甘草配伍，如麻杏石甘汤。《伤寒论》："下后，不可更行桂枝汤，若汗出而喘，无大热者，可与麻黄杏子甘草石膏汤。"

3. 胃火亢盛，牙痛头痛，内热消渴

① 治胃火亢盛之牙龈肿痛，常与生地黄、当归身、牡丹皮、升麻、黄连同用，如清胃散（《医方集解》）。

② 若胃热上蒸，耗伤津液之消渴，常与熟地黄、麦冬、知母、牛膝等配伍，如玉女煎（《景岳全书》）。

4. 疮疡不敛，湿疹瘙痒，水火烫伤，外伤出血

煅石膏外用有收湿、生肌、敛疮、止血之功。

① 治疮疡溃后不敛，常与红粉配伍。

② 治湿疹瘙痒，可配黄柏研末外用。

③ 治水火烫伤,常与青黛同用。

④ 治外伤出血,可单用煅石膏研末外撒。

【配伍药对】

**石膏　知母**　合用可泻火兼滋胃阴,虽大苦大寒而无损伤脾胃之弊,用于温病气分实热炽盛病证。

**石膏　熟地黄**　石膏清泄胃火,熟地滋补肾阴,二药合用可滋阴泻火,用于阴亏火旺之头痛、牙痛、口渴等。

**石膏　细辛**　石膏清泻胃火,细辛祛风止痛,寒热并用,相辅相成,治胃火上逆之牙龈肿痛。

【角药】

**麻黄　杏仁　石膏**　具有辛凉宣泄、清肺平喘的功效,用于外感风邪。主治身热不解。症见:咳逆气急、鼻扇、口渴、有汗或无汗,舌苔薄白或黄,脉滑而数者。

**麻黄　生石膏　怀山药**　共奏表里双解、固护脾胃之效。主治外寒内热型感冒。

**石膏　知母　人参**　三药合用可清上、中、下三焦之燥热,养脾、胃、肾三脏之阴液,补肺脾之气,使燥热除、气阴复,糖代谢正常,血糖亦随之而降。石膏、知母用量宜重,主治消渴。症见:口干舌燥,烦渴引饮,脉洪大或滑数。

**麻黄　苍术　石膏**　三药合用,以寒温并用之法,除寒热互结之机,合具散寒祛风、除湿清热之功,共奏散外寒、清里热之效。主治外寒里热之痹证。症见:局部不甚红肿,亦喜温烫,痛势甚剧,似属风寒湿痹,但又兼见口苦舌燥、苔黄便干、脉象有力。

**石膏　知母　苍术**　共奏清热除湿止痛之效。主治痹证。症见:关节红肿剧痛,苔黄腻,脉数者。

**太子参　石膏　阿胶**　三药合用,滋阴益气不碍邪、清热润燥不伤正,共奏益气养阴、清热润燥之效。主治温燥咳嗽病证。

**大黄　石膏　小豆**　共奏清热解毒、消肿敛疮之效。主治痈疡肿毒(溃烂期)。证见:痈疡红肿溃烂、焮热疼痛,或溃口渗液不止,疮口难收。

【炮制、用法、用量】生石膏煎服,15～60 g,打碎先煎。煅石膏外用适量,研末撒敷患处。

【用药禁忌】

1. 生石膏性寒,凡脾胃虚寒及阴虚内热者忌用。

2. 生石膏中含有硫酸钙等多种矿物质和微量元素,肾炎、肾功能不全等肾病患者不宜大量长期服用,以免造成矿物质等在体内蓄积。

## 02 知母
**zhī mǔ**

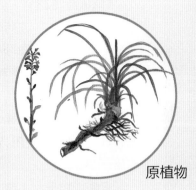

原植物

本品首载于《神农本草经》，为百合科植物知母 *Anemarrhena asphodeloides* Bge. 的干燥根茎。主产于河北、山西、陕西等地。春、秋二季采挖，除去须根及泥沙，晒干，习称"毛知母"。或新鲜时除去外皮，晒干，习称"知母肉"，切厚片。以切面色黄白者为佳。生用或盐水炙用。

【别名】知母肉、肥知母、盐知母、炒知母。

【药性】味苦、甘，性寒。归肺、胃、肾经。

【功效】清热泻火，滋阴润燥。

【应用】

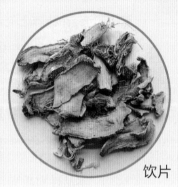

饮片

1. 气分实热证

治外感热病，高热烦渴，常与石膏相须为用，如白虎汤。《伤寒论》："伤寒，脉浮滑，以表有热，里有寒，白虎汤主之。"

2. 肺热咳嗽，阴虚燥咳

① 治肺热咳嗽，痰黄质稠，常与黄芩等药相配。

② 治阴虚燥咳，干咳少痰，常与贝母同用，如二母散。

3. 阴虚消渴

治阴虚内热，津伤口渴，或消渴，与天花粉、葛根等同用。

4. 骨蒸潮热

治肾阴亏虚，阴虚火旺，骨蒸潮热，遗精盗汗，常与黄柏、熟地黄等配伍，如知柏地黄丸。

5. 阴虚肠燥便秘

治阴虚肠燥便秘，常与生地黄、玄参等药配伍。

【配伍药对】

知母　黄柏　二药合用可滋阴降火,用于阴虚潮热、盗汗骨蒸等症。

知母　麦冬　知母可滋阴润燥,麦冬可养胃阴,合用滋阴清热,用于肺热伤津、燥咳痰少或无痰者。

【角药】

知母　黄柏　肉桂　具有滋阴降火、清化下焦湿热之功。主治热在下焦血分,口不渴而小便闭,肾虚蒸热、脚膝无力、阴痿阴汗、冲脉上冲而喘及下焦邪热。

石膏　知母　人参　三药合用可清上、中、下三焦之燥热,养脾、胃、肾三脏之阴液,补肺脾之气,使燥热除、气阴复,糖代谢正常,血糖亦随之而降。石膏、知母用量宜重,主治消渴。症见:口干舌燥,烦渴引饮,脉洪大或滑数者。

石膏　知母　苍术　共奏清热除湿止痛之效。主治痹证。症见:关节红肿剧痛,苔黄腻,脉数。

【炮制、用法、用量】煎服,6~12 g。清热泻火宜生用;滋阴降火宜盐水炙用。

【用药禁忌】

1. 本品性寒质润,能滑肠通便,故脾虚便溏者慎用。

2. 有降血糖的作用,低血糖患者不宜大量长期服用。

【鉴别用药】石膏　知母

| | 石膏　　知母 |
|---|---|
| 相同点 | 二药均可清热泻火,用于大热、大汗、大渴、脉象洪大等气分实热证及肺胃脏腑火热证。 |
| 不同点 | 石膏长于清解,重在清泄肺胃实火,用于肺热咳喘、胃火头痛、牙痛;煅后外用可收湿敛疮、生肌止血,用于疮疡溃烂,久不收口,湿疹瘙痒,水火烫伤。<br>知母长于清润,重在滋阴润燥,用于肺阴虚燥咳、胃阴虚消渴、肾阴虚生内热、骨蒸潮热及阴虚肠燥便秘。 |

## 03 栀子
**zhī zi**

本品首载于《神农本草经》，为茜草科植物栀子 *Gardenia jasminoides* Ellis 的干燥成熟果实。主产于浙江、湖南、江西等地。9～11 月果实成熟呈红黄色时采收，除去果梗和杂质，蒸至上气或置沸水中略烫，取出，干燥。以皮薄、饱满、色黄、完整者为佳。生用或炒焦用。

【别名】山栀、炒栀子、红栀子、栀子仁、栀子炭、焦栀子。

【药性】味苦，性寒。归心、肺、三焦经。

【功效】泻火除烦，清热利湿，凉血解毒，消肿止痛。

【应用】

1. 热病心烦

治热病心烦，燥扰不宁，常与淡豆豉同用，如栀子豉汤。《金匮要略》："下利后更烦，按之心下濡者，为虚烦也，栀子豉汤主之。"

2. 湿热黄疸

治湿热郁蒸肝胆之黄疸、小便短赤，常配茵陈、大黄等同用，如茵陈蒿汤。《伤寒论》："阳明病，发热汗出者，此为热越，不能发黄也。但头汗出，身无汗，剂颈而还，小便不利，渴引水浆者，此为瘀热在里，身必发黄，茵陈蒿汤主之。"

3. 淋证涩痛

治湿热下注之热淋涩痛或血淋，常与木通、车前子、滑石、瞿麦、扁蓄、大黄、炙甘草配伍，如八正散。

4. 血热出血

治血热妄行之吐血、衄血、尿血等，常与大蓟、小蓟、荷叶、白茅根、侧柏叶、大黄、牡丹皮、棕

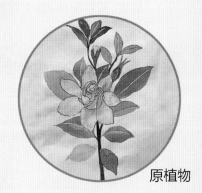
原植物

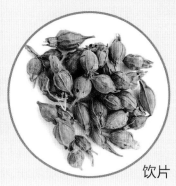
饮片

桐皮、茜草配伍,如十灰散。

**5. 热毒疮疡**

治热病火毒炽盛,症见高热烦躁、神昏谵语,常与黄芩、黄连、黄柏配伍,如黄连解毒汤。

**6. 扭挫伤痛**

本品外用能消肿止痛,用生栀子粉以黄酒调糊外敷患处,治扭挫伤痛。

【配伍药对】

栀子　淡豆豉　二药合用可清热除烦,用于邪热郁于胸中见虚烦躁扰不宁者。

栀子　牡丹皮　二药合用可清热凉血,泄肝胆郁热,用于肝、脾血虚而见胸胁疼痛者。

栀子　滑石　二药合用可清利湿热,用于膀胱湿热、小便淋漓涩痛。

【角药】

龙胆草　黄芩　栀子　具有泻肝胆实火、清下焦湿热的功效。主治肝胆实火上扰,肝经湿热下注。症见:头痛目赤,胁痛口苦,耳聋、耳肿;湿热下注、阴肿阴痒、筋痿阴汗、小便淋浊、妇女湿热带下,舌红苔黄,脉弦滑。

茵陈　栀子　大黄　三者合用共奏泻肝胆、利三焦、通腑浊之效,使湿从二便分消,黄疸诸症自愈。

【炮制、用法、用量】煎服,6～10 g。外用生品适量,研末调敷。生栀子走气分而清热泻火,焦栀子及栀子炭入血分而凉血止血。传统医家认为,栀子皮(果皮)偏于达表而去肌肤之热,栀子仁(种子)偏于走里而清里热。

【用药禁忌】本品苦寒伤胃,阴血亏虚、脾虚便溏者忌用。

【临床医案】

患者,男,23岁,2018年2月28日初诊。主诉:面部红色斑块结节5年,以两侧面颊为甚,反复发作,伴热、痒、痛,身体倦怠,面部油腻,腹胀,便秘,性情急躁,舌红、苔微黄腻,脉弦滑。患者前期以面颊红色丘疹为主,后逐渐增大融合成不规则斑块结节,高出皮面,加重成脓疱。

诊断:痤疮。辨证:肝郁脾虚,湿毒壅结,气血瘀阻。

治则:泻肝健脾,解毒燥湿,理气调血。方用敦煌大泻肝汤加减。处方:枳实、皂角刺各10 g,赤芍、野菊花、板蓝根、甘草、川楝子各20 g,酒黄芩、紫花地丁各25 g,酒大黄2 g,栀子60 g,金银花、藿香、白术各15 g,当归、连翘、木香、蒲公英、佩兰各30 g,醋香附12 g。18剂,每天1剂,水煎,分3次服用。嘱患者饮食清淡,忌食辛辣油腻刺激之品,保持心情舒畅。

2018年3月20日二诊:患者服药后结节颜色明显减淡,伤口结痂,痛感减轻,大便正常。上方大黄减半,加砂仁10 g,炒鸡内金20 g,水牛角30 g,桃仁15 g。12剂,煎服法同前。

2018年4月5日三诊:患者服药后病情减轻,左右颊结节变浅变平,颜色变淡,二便正常。上方中栀子减至30 g,酒黄芩、连翘、蒲公英均减至20 g,野菊花减至15 g,去藿香、佩兰。12剂,煎服法同前。

2018年5月10日四诊:患者斑块结节已基本消退,局部变平,颜色变浅,无痛痒感,二便正常。上方去川楝子,白术加至20 g,甘草减至10 g。6剂,予以巩固。

按:男性患者,属阳热体质,嗜食肥甘厚味,脾胃积热,湿热内生,性情急躁,易肝郁化火,湿热互结,循经上犯,壅阻肌肤。患者病程较久,久之气血搏结,热毒壅阻可聚结为有形之结块。火为阳邪,其性炎上,易致肿疡,表现为红、肿、热、痛。李应存教授从泻肝健脾、解毒祛湿、调养气血三方面入手,采用敦煌医方大泻肝汤加减化裁,重用栀子60 g。栀子性苦、寒,归心、肺、肝、三焦经,性清泄,能清三焦火热之邪,清透郁热;性清利,能清利湿热,导三焦湿热之邪从小便而解;入三焦,既入气分,又入血分,气血双清,清热凉血,泻火解毒,故可治热毒疮疡。与酒黄芩、酒大黄合用,清肝利胆泻火,尤善清上焦热邪,酒大黄亦可通腑泻热,推陈致新,导瘀热从大便而去。川楝子疏肝泻热,枳实、香附、木香理气调血止痛。金银花、连翘、野菊花、蒲公英、紫花地丁、板蓝根均可清热解毒,藿香、佩兰可芳香化湿浊,白术健脾除湿,使脾运化有常,气血生化有源,当归可养血活血,赤芍性微寒,可清泻肝火,又可凉血活血。皂角刺辛散温通,具有托毒排脓之功,可促使脓液消散。甘草补中益气,缓肝之急,调和药性。二诊时患者结节颜色明显减淡,伤口结痂,痛感减轻,大便正常。故将泻下通便之大黄减半,加入砂仁、炒鸡内金化湿和胃,桃仁活血化瘀。三诊时患者左右颊结节变浅变平,颜色变淡,表明患者瘀去湿退,故将清热解毒药减量,去藿香、佩兰。四诊患者诸症基本消退,加川楝子、白术疏肝健脾,以防病情复发。

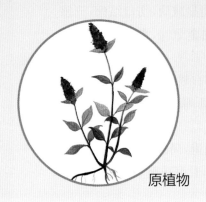

原植物

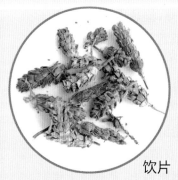

饮片

本品首载于《神农本草经》，为唇形科植物夏枯草 *Prunella vulgaris* L. 的干燥果穗。主产于江苏、浙江、安徽等地。夏季果穗呈棕红色时采收，除去杂质，晒干。以穗大、色棕红者为佳。生用。

【别名】棒槌草、夏枯花、乃东、铁色草。

【药性】味辛、苦，性寒。归肝、胆经。

【功效】清肝明目，散结消肿。

【应用】

1. 目赤肿痛，目珠夜痛，头痛眩晕

① 治肝火上炎，目赤肿痛、头痛眩晕，常与桑叶、菊花、决明子等药配伍应用。

② 若治阴血不足，目珠疼痛，至夜尤甚者，宜与当归、枸杞子、生地黄等药配伍。

2. 瘰疬，瘿瘤，乳痈，乳癖，乳房肿痛

① 治肝郁化火，痰火凝聚之瘰疬，常与贝母、香附等药配伍，如夏枯草汤。

② 若治瘿瘤，与昆布、玄参等药配伍。

③ 治肝郁不舒，痰火蕴结所致之乳痈、乳癖、乳房肿胀疼痛，常与蒲公英、金银花、浙贝母等药同用。

【配伍药对】

夏枯草　菊花　二药合用可清肝明目，治肝火上攻之头痛、眩晕及目赤肿痛。

夏枯草　玄参　二药合用可泻肝火，散郁结，治肝火郁结之瘰疬结核。

夏枯草　昆布　二药合用可清热软坚散结，治疗痰火郁结之瘰疬、痰核。

【角药】

夏枯草　龙胆草　益母草　三药合用,具有清肝泻火、行血通经、缓急解痉的功效。主治肝郁化火病证。症见:头痛、性情急躁、失眠、口干苦、面红目赤,舌红、苔黄腻,脉弦。

葛根　豨莶草　夏枯草　三药合用,标本同治、相得益彰,共奏调理肝肾、清泻肝火之效。主治肝肾阴虚、肝阳上亢所致的高血压。

钩藤　菊花　夏枯草　三药合用,共奏清热、平肝之效。主治高血压属肝阳上亢。

夏枯草　鱼腥草　鹿衔草　三药合之称为三草片,共奏清热解毒、清肺泻肝之效。主治肺结核伴有继发感染、肺痈、肺热痰多。

【炮制、用法、用量】煎服,9～15 g;熬膏服。

【用药禁忌】

1. 本品苦寒伤阳,脾胃虚寒者慎用。

2. 有显著的降低血压的作用,低血压患者不宜单味药长期服用。

## 第二节 清热燥湿药

本类药物苦寒，以清热燥湿为主要功效，主治湿热证。湿热证类型较多，如湿温或暑温夹湿，症见身热不扬、胸脘痞闷、小便短赤；脾胃湿热，症见脘腹胀满、恶心呕吐；大肠湿热，症见泄泻、痢疾、里急后重；肝胆湿热，症见黄疸尿赤、胁肋疼痛、耳肿流脓；下焦湿热，症见带下色黄，或热淋涩痛；若湿热流注关节，则可见关节红肿热痛；若湿热浸淫肌肤，则可见湿疹、湿疮等。部分药物兼有清热泻火、解毒之功，亦可治实热证及热毒证。

本类药物苦寒伐胃，性燥伤阴，凡脾胃虚寒、津伤阴亏者应慎用，或酌情配伍健胃药或养阴药同用。

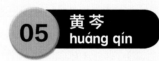

### 05 黄芩
huáng qín

本品首载于《神农本草经》，为唇形科植物黄芩 *Scutellaria baicalensis* Georgi 的干燥根。主产于河北、山西、河南等地。春、秋两季采挖，除去须根及泥沙，晒后撞去粗皮，晒干。蒸透或开水润透切片，干燥。以外表皮棕黄色、切面色黄者为佳。生用或酒炒用。

【别名】子芩、条芩、元芩、腐肠、酒黄芩、黄芩炭。

【药性】味苦，性寒。归肺、胆、脾、大肠、小肠经。

【功效】清热燥湿，泻火解毒，止血，安胎。

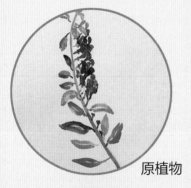

原植物

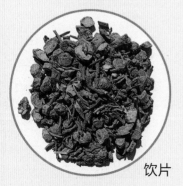

饮片

【应用】

1. 湿温暑湿,湿热痞满,泻痢,黄疸

① 治湿温、暑湿证,湿热阻遏气机所致胸闷恶心呕吐、身热不扬,常配伍滑石、白豆蔻等。

② 治湿热中阻,寒热交结所致之痞满呕吐、舌苔黄腻者,与黄连、半夏、干姜、甘草、人参相配,如半夏泻心汤。《伤寒论》:"伤寒五六日,呕而发热者,柴胡汤证具,而以他药下之,柴胡证仍在者,复与柴胡汤。此虽已下之,不为逆,必蒸蒸而振,却发热汗出而解。若心下满而硬痛者,此为结胸也,大陷胸汤主之;但满而不痛者,此为痞,柴胡不中与之,宜半夏泻心汤。"

③ 治湿热蕴结大肠之痢疾,身热腹痛,常与黄连、葛根等药配伍,如葛根黄芩黄连汤。《伤寒论》:"太阳病,桂枝证,医反下之,利遂不止,脉促者,表未解也;喘而汗出者,葛根黄芩黄连汤主之。"

2. 肺热咳嗽,高热烦渴,寒热往来

① 治肺热壅遏所致咳嗽痰稠,可单用,或配伍瓜蒌、胆南星等药。

② 治外感热病,高热烦渴,面赤唇燥、尿赤便秘,常与芒硝、栀子、薄荷、大黄、连翘、炙甘草配伍,如凉膈散。

③ 治邪在少阳,寒热往来,可与柴胡同用以和解少阳,如小柴胡汤。《伤寒论》:"伤寒五六日中风,往来寒热,胸胁苦满,默默不欲饮食,心烦喜呕,或胸中烦而不呕,或渴,或腹中痛,或胁下痞硬,或心下悸、小便不利,或不渴,身有微热,或咳者,小柴胡汤主之。"

3. 痈肿疮毒

治热毒壅滞之痈肿疮毒,与黄连、黄柏、栀子配伍,如黄连解毒汤。

4. 血热出血

本品炒炭能凉血止血,治热盛迫血妄行之吐血、衄血、便血、崩漏等证,常与生地黄、侧柏叶等药配伍。

5. 胎动不安

本品可清热安胎,治热盛胎动不安,宜与白术配伍,如芩术汤。

【配伍药对】

**黄芩  黄连**  二药合用清热燥湿解毒之功更加显著,治湿热证、火热证及热毒证。

　　黄芩　栀子　二药合用可清热燥湿、泻火解毒,用于湿热证及热毒证。

　　黄芩　知母　黄芩清泄肺火,知母清热润肺,合用可用于急慢性肺热咳嗽。

【角药】

　　柴胡　黄芩　半夏　具有和解少阳、解肌退热、疏肝和胃、清胆截疟的功效。主治伤寒少阳证。症见:往来寒热、胸胁苦满、不思饮食、心烦、喜呕、口苦咽干、目眩,舌苔薄白,脉弦者。心下痞硬或心下满痛、大便不解或下利,舌苔黄,脉弦数且有力者。治疟疾热多寒少、口苦咽干,小便赤涩,脉来弦数。

　　青蒿　黄芩　竹茹　具有清胆利湿、和胃化痰的功效。主治少阳湿热痰浊证。症见:寒热如疟、寒轻热重、口苦胸闷、呕吐酸水或呕吐黄涎而黏、胸胁胀痛,舌红苔白或黄腻,间现杂色,脉弦数或滑数。

　　半夏　干姜　黄芩　具有寒热平调、消痞散结之功。主治寒热互结之痞证。症见:心下痞,但满不痛,或呕吐,肠鸣下利,舌苔薄黄而腻。

　　黄芩　黄柏　黄连　具有泻火解毒、清热燥湿的功效。主治一切实热火毒及三焦热盛之证。常用于治疗心火炽盛之壮热烦渴、神昏谵语、心烦失眠,胃火亢盛之牙龈肿痛、口舌生疮、湿热泄泻、痢疾等。

　　大黄　黄芩　黄连　具有清热泻火、解毒凉血之功。主治心胃火炽,迫血妄行之吐衄、便秘;湿热黄疸,胸中烦热痞满,舌苔黄腻,脉数。

　　葛根　黄芩　黄连　具有解表清里的功效。主治外感表证未解而热邪入里,身热下痢。

　　龙胆草　黄芩　栀子　具有泻肝胆实火、清下焦湿热的功效。主治肝胆实火上扰、肝经湿热下注。症见:头痛目赤,胁痛口苦,耳聋、耳肿;湿热下注、阴肿阴痒、筋痿阴汗、小便淋浊、妇女湿热带下,舌红苔黄,脉弦滑。

　　白术　白芍　黄芩　共奏抑肝和胃之效。主治妊娠期间腹胀、眩晕呕吐、胎动不安之证。

　　柴胡　黄芩　青蒿　亦清亦透,透其外邪,清其郁热,畅其气机,通其津液,合用共奏疏散退热之效。主治外感高热。

柴胡　黄芩　僵蚕　共奏解肌退热、息风止痉之效。主治小儿发热，尤其对有高热惊厥病史的小儿更为适合。

【炮制、用法、用量】煎服，3～10 g。外用宜煎汤水洗或研末撒。清热泻火，解毒多生用，安胎多炒用，清上焦热酒炙用，止血可炒炭用。

【用药禁忌】本品苦寒伤胃，脾胃虚寒者慎用。

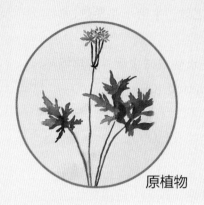

原植物

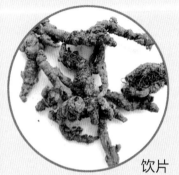

饮片

## 06 黄连 huáng lián

本品首载于《神农本草经》，为毛茛科植物黄连 *Coptis chinensis* Franch.、三角叶黄连 *Coptis deltoidea* C. Y. Cheng et Hsiao 或云连 *Coptis teeta* Wall. 的干燥根茎。以上三种分别习称"味连""雅连""云连"，多系栽培，主产于四川、云南、湖北等地。秋季采挖，除去须根及泥沙，干燥，撞去残留须根。以切面鲜黄，味极苦者为佳。生用、清炒、姜汁炙、酒炙、吴茱萸炙用。

【别名】支连、川连、雅连、云连、吴萸连、酒黄连、姜黄连。

【药性】味苦，性寒。归心、脾、胃、肝、胆、大肠经。

【功效】清热燥湿，泻火解毒。

【应用】

1. 湿热痞满，泻痢，黄疸

① 治湿热互结、阻滞中焦、气机不畅所致之脘腹痞满、恶心呕吐，多与黄芩、干姜、半夏配伍，如半夏泻心汤。《伤寒论》："伤寒五六日，呕而发热者，柴胡汤证具，而以他药下之，柴胡证仍在者，复与柴胡汤。此虽已下之，不为逆，必蒸蒸而振，却发热汗出而解。若心下满而硬痛者，此为结胸也，大陷胸汤主之；但满而不痛者，此为痞，柴胡不中与之，宜半夏泻心汤。"

② 治湿热泻痢，轻者单用有效，若里急后重腹痛，每与木香配伍，如香连丸；治湿热泻痢兼发热者，与葛根、黄芩等药同用，如葛根黄芩黄连汤。《伤寒论》："太阳病，桂枝证，医反下之，利遂不止，脉促者，表未解也；喘而汗出者，葛根黄芩黄连汤主之。"

③ 治热毒血痢，可与白头翁、黄柏、秦皮配

伍,如白头翁汤。《伤寒论》:"热利下重者,白头翁汤主之。"

2. 高热神昏,心烦不寐,血热出血

① 治热病扰心,高热烦躁,甚则神昏谵语,常与栀子、黄芩、黄柏同用,如黄连解毒汤。

② 治心火亢盛所致烦躁不眠、心悸不宁,常与朱砂、生地黄、当归、生地配伍,如朱砂安神丸。

③ 治心火亢旺、心肾不交之怔忡不寐,与肉桂同用,如交泰丸。

④ 治心胃火盛、迫血妄行之吐血、衄血等,常与大黄、黄芩配伍,如泻心汤。《金匮要略》:"心气不足,吐血,衄血,泻心汤主之。"

3. 胃热呕吐吞酸、消渴,胃火牙痛

① 治胃热呕吐,常与竹茹、芦根等药配伍。

② 若治肝火犯胃所致胁肋胀痛、呕吐吞酸,与吴茱萸同用,如左金丸。

③ 治胃热炽盛,消谷善饥、烦渴多饮之消渴证,常与麦冬、天花粉、芦根等药同用。

④ 治疗胃火上攻之牙龈肿痛,常与生地、升麻、牡丹皮等药同用,如清胃散。

4. 痈肿

治热毒亢盛所致痈肿疗疮,与黄芩、黄柏、栀子同用,如黄连解毒汤。

5. 湿疹,湿疮,耳道流脓

治湿热浸淫之皮肤湿疹、湿疮,可用本品制为软膏外敷;治耳道疖肿、耳道流脓,可浸汁涂患处。

【配伍药对】

黄连　木香　黄连可清热燥湿,木香行气止痛,二药合用可治热痢里急后重。

黄连　肉桂　黄连清心火,肉桂温肾阳,寒热并用,相辅相成,用于治心肾不交之失眠。

黄连　吴茱萸　二药合用辛开苦降,泻肝和胃,用于治疗脘腹痛、吞酸嘈杂。

【角药】

黄芩　黄柏　黄连　具有泻火解毒、清热燥湿的功效。主治一切实热火毒,三焦热盛之证。常用于治疗心火炽盛之壮热烦渴、神昏谵语、心烦失眠,胃火亢盛之牙龈肿痛、口舌生疮、湿热泄泻、痢疾等。

白头翁　黄连　秦皮　具有清热解毒、凉血止痢的功效。主治热毒血痢。

大黄　黄芩　黄连　具有清热泻火、解毒凉血之功。主治:心胃火炽,迫血妄行之吐衄，便秘；湿热黄疸，胸中烦热痞满，舌苔黄腻，脉数。

葛根　黄芩　黄连　具有解表清里的功效。主治外感表证未解而热邪入里，身热下痢。

升麻　黄连　生地　具有清胃凉血的功效。主治胃中积热。症见：牙痛不可忍、牵引头脑，满面发热，其齿喜冷恶热，口干舌燥，舌红苔黄，脉滑大而数。

黄连　吴茱萸　白芍　具有清化湿热、缓急止痛的功效。主治胃痛吐酸、腹痛泄泻、湿热泻痢、大便不畅、腹中挛急，舌苔薄白或薄黄，脉弦。

黄连　竹茹　半夏　共奏清胃化湿、理气降逆之功。主治胃热呕吐、呃逆。

黄连　半夏　瓜蒌仁　具有清热涤痰、宽胸散结的功效。主治痰热互结证，心下痞满，按之则痛，或咳吐黄痰、胸中烦热，舌苔黄腻，脉滑数。

乌梅　川椒　黄连　温脏安蛔。主治蛔厥证，症见：腹痛时发时止，心烦呕吐，食入吐蛔，手足厥冷。

紫苏叶　黄连　白豆蔻　共奏燥湿解毒、理气和中之效。主治急慢性肝炎、脂肪肝、胆囊炎及急慢性胃炎。症见：腹胀、纳呆、厌油腻、恶心呕吐、苔厚腻，属湿热蕴结中焦者。

黄连　犀角末　麝香　有清营凉血，开窍息风的功效。主治小儿疫毒痢之邪入营血、毒陷心包证（即西医中毒型菌痢）。症见壮热神昏。

【炮制、用法、用量】煎服，2～5 g。外用适量。生黄连能清热燥湿、泻火解毒；酒黄连善清上焦火热，多用于目赤肿痛、口舌生疮；姜黄连善清胃和胃止呕，多用于治寒热互结、湿热中阻、痞满呕吐；萸黄连善舒肝和胃止呕，用于治肝胃不和之呕吐吞酸。

【用药禁忌】

1. 本品大苦大寒，过量久服易伤脾胃，脾胃虚寒者禁用。

2. 苦燥易伤阴津，阴虚津伤者慎用。

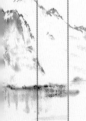

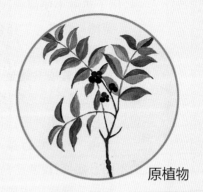

原植物

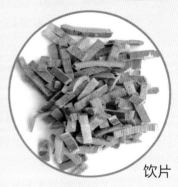

饮片

# 07 黄柏
## huáng bò

本品首载于《神农本草经》，为芸香科黄皮树 *Phellodendron chinense* Schneid. 或黄檗 *Phellodendron amurense* Rupr. 的干燥树皮。《中国药典》将前者称为黄柏，后者称为关黄柏。黄柏主产于四川、贵州、湖北等地，关黄柏主产于辽宁、吉林等地。清明之后剥取树皮，除去粗皮，晒干压平；润透，切丝，干燥。以皮厚、色鲜黄、味极苦者为佳。生用或盐水炙、炒炭用。

【别名】川黄柏、盐黄柏、酒黄柏、黄柏炭、黄檗、元柏。

【药性】味苦，性寒。归肾、膀胱经。

【功效】清热燥湿，泻火解毒，除骨蒸。

【应用】

1. 湿热泻痢，黄疸尿赤，带下阴痒，热淋涩痛，脚气痿躄，湿疹湿疮

①治湿热下注之阴痒带下，黄浊臭秽，与车前子、白果、芡实、山药配伍，如易黄汤。

②治湿热蕴结膀胱，小便短赤涩痛，宜与车前子等药同用。

③治湿热浸淫筋脉所致脚气、足膝肿痛、痿躄，常与苍术、牛膝配伍，如三妙丸。

2. 疮疡肿毒

治火热毒盛所致之疮疡肿毒，常与黄芩、黄连、栀子配伍，如黄连解毒汤。

3. 骨蒸劳热，盗汗，遗精

治阴虚火旺，骨蒸潮热，腰酸耳鸣，盗汗遗精，常与知母等药配伍，如知柏地黄丸。

【配伍药对】

黄柏　车前子　二药合用可清利湿热、通

淋,用于热淋小便涩痛。

黄柏　知母　二药合用可滋阴降火,用于阴虚火旺,骨蒸潮热。

【角药】

黄芩　黄柏　黄连　具有泻火解毒、清热燥湿功效。主治一切实热火毒,三焦热盛之证。常用于治疗心火炽盛之壮热烦渴、神昏谵语、心烦失眠,胃火亢盛之牙龈肿痛、口舌生疮、湿热泄泻、痢疾等。

黄柏　砂仁　甘草　共奏益气化湿、清火固遗之功。主治精神疲倦、精关不固。症见:夜梦遗精、体倦神疲、腰腿酸软,舌淡红、苔薄,脉虚。

知母　黄柏　肉桂　具有滋阴降火、清化下焦湿热之功。主治热在下焦血分。症见:口不渴而小便闭,肾虚蒸热、脚膝无力、阴痿阴汗、冲脉上冲而喘及下焦邪热。

苍术　黄柏　生地　共奏清热燥湿、滋补肾阴之效。主治肾虚湿热痿、痹病证。

【炮制、用法、用量】煎服,3～12 g。外用适量。生黄柏苦燥性寒,泻火解毒,清热燥湿力强;盐黄柏入肾,泻相火、退虚热效佳;黄柏炭兼具涩性,清热止血功著。

【用药禁忌】本品苦寒易伤胃,脾胃虚寒者禁用。

【临床医案】

患者,女,25 岁。2018 年 3 月 5 日初诊。主诉:反复口腔黏膜多发性溃疡 3 年,复发 1 周。刻下:上唇内侧 2 处、左颊内面 1 处黄豆大小溃疡疮面,其面覆盖黄白色斑点,周围色红,痛甚,经期易发,自觉情绪紧张,易怒,痛经。舌尖红有点刺,苔中根黄略腻,脉象弦细。

诊断:口疮。证型:肝实脾虚证。

处方:麸炒枳实 12 g、麸炒白芍 10 g、酒黄芩 15 g、酒大黄 3 g(后下)、麸炒白术 10 g、盐关黄柏 20 g、儿茶 10 g(包煎)、连翘 15 g、当归 20 g、白芷 15 g、醋香附 20 g、醋延胡索 15 g、盐杜仲 15 g、甘草 12 g、生姜 3 片、大枣 3 枚。6 剂,水煎服,3 次/日。

2018 年 3 月 12 日二诊:溃疡疮面缩小,疼痛减轻,大便仍干。上方改麸炒枳实 15 g、酒大黄 6 g(后下)、盐关黄柏 25 g、儿茶 15 g(包煎)、连翘 20 g。6 剂,水煎服,3 次/日。

2018 年 3 月 19 日三诊:溃疡愈合,大便畅通,上方改盐关黄柏 30 g、白芷 10 g、连翘 15 g、酒大黄 3 g(后下),加广藿香 12 g。6 剂,水煎服,3 次/日。随访 5 个月无复发。

按：患者肝实脾虚，以肝实为主，郁而化火，熏发口舌。黄柏清热燥湿、泻火解毒。张仲景在《五脏论》中云："口疮宜含黄蘗"，儿茶解毒收湿、敛疮生肌；连翘清热解毒、消肿散结，是为疮家圣药；当归、白芷活血止痛。张仲景在《五脏论》中云："当归有止痛之能，相使还须白芷。"香附、延胡索活血行气、调经止痛；杜仲补肾阳、益肝阴；生姜、大枣调胃和中，使生化有源；甘草调和诸药。二诊疮面缩小，疼痛减轻，大便仍干，故重用枳实、酒大黄通腑泻热，连翘、儿茶解毒敛疮。三诊疮愈便通，故减白芷、连翘、酒大黄用量，重用黄柏以清余热，加用藿香芳香醒脾。

【鉴别用药】黄芩　黄连　黄柏

| | 黄芩　黄连　黄柏 |
|---|---|
| 相同点 | 三药均能清热燥湿，泻火解毒，主治各种湿热证、实热证、热毒证，常相须为用。 |
| 不同点 | 黄芩善清中上焦湿热，长于清泻肺热，肺热咳嗽，痰黄稠多用，又可泄少阳半表半里之热，常与柴胡相须为用。能凉血止血，用于血热妄行出血证。兼能清热安胎，治怀胎蕴热、胎动不安。<br>黄连善清中焦湿热，为治疗湿热泻痢之要药。长于泻心胃肝之火，用于心热烦扰不寐、胃热呕吐、肝火目赤肿痛。外用常用于湿疹、湿疮、耳道流脓。<br>黄柏善清下焦湿热，治疗湿热下注、带下阴痒、足膝肿痛、小便淋沥涩痛等下焦湿热诸证，又长于泻相火，为治疗阴虚发热、盗汗遗精所常用。 |

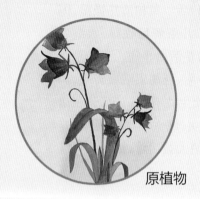

原植物

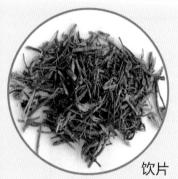

饮片

## 08 龙胆
### lóng dǎn

本品首载于《神农本草经》，为龙胆科植物条叶龙胆 *Gentiana manshurica* Kitag.、龙胆 *Gentiana scabra* Bge.、三花龙胆 *Gentiana triflora* Pall. 或坚龙胆 *Gentiana rigescens* Franch. 的干燥根及根茎。前三种习称"龙胆"，主产于东北地区；后一种习称"坚龙胆"，主产于云南、四川等地。春、秋两季采挖，洗净，干燥，切段。本品气微，味甚苦。以色黄或黄棕色为佳。生用。

【别名】龙胆草、地胆草、胆草。

【药性】味苦，性寒。归肝、胆经。

【功效】清热燥湿，泻肝胆火。

【应用】

1. 湿热黄疸，阴肿阴痒，带下，湿疹瘙痒

① 治湿热黄疸，身黄尿赤，常与栀子、大黄等药配伍。

② 治湿热下注之阴肿阴痒、带下黄臭等，常与泽泻、木通、车前子等药同用，如龙胆泻肝汤。

③ 治湿热浸淫肌肤所致之湿疹瘙痒，可与黄柏、苦参、蛇床子等药配伍。

2. 肝火头痛，目赤肿痛，耳鸣耳聋，胁痛口苦

① 治肝火上攻所致之头痛目赤、耳鸣耳聋、胁痛口苦，与柴胡、黄芩、栀子、泽泻、木通、当归、生地黄、车前子、生甘草配伍，如龙胆泻肝汤。

② 治肝经热盛，热极生风所致之高热惊风、手足抽搐，常与牛黄、青黛、黄连等药配伍，如凉惊丸。

【配伍药对】

龙胆　柴胡　龙胆泻肝胆之火，柴胡疏肝气之郁滞，二药合用可除肝胆湿热之郁滞，用于肝

火或湿热所致目赤肿痛、胸胁刺痛、耳聋口苦、小便短赤等。

龙胆　茵陈　二药合用可清肝胆湿热、退黄,用于湿热发黄及肝胆湿热所致口苦、胸胁胀痛。

【角药】

龙胆　黄芩　栀子　具有泻肝胆实火、清下焦湿热的功效。主治肝胆实火上扰、肝经湿热下注。症见:头痛目赤,胁痛口苦,耳聋、耳肿;湿热下注、阴肿阴痒、筋痿阴汗、小便淋浊、妇女湿热带下,舌红苔黄,脉弦滑。

夏枯草　龙胆　益母草　具有清肝泻火、行血通经、缓急解痉的功效。主治肝郁化火上炎。症见:头痛、性情急躁、失眠、口干苦、面红目赤,舌红、苔黄腻,脉弦。

【炮制、用法、用量】煎服,3～6 g,外用适量。

【用药禁忌】

1. 脾胃虚寒者忌用,阴虚津伤者慎用。

2. 饭后大量服用龙胆草,可使胃的功能减退,分泌减少,消化受阻,所以忌饭后大量服用。

# 第三节　清热解毒药

本类药物性味多苦寒，以清热解毒为主要功效，主要用于热毒所致的痈疽疔疖、咽喉肿痛、丹毒、疟腮、痢疾等证，还可用治温热病、水火烫伤、蛇虫咬伤、癌肿等病证以及湿热证。

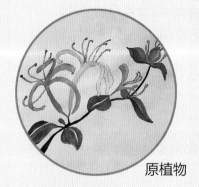

原植物

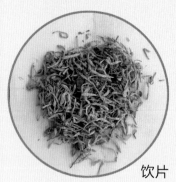

饮片

## 09 金银花
### jīn yín huā

本品首载于《名医别录》，为忍冬科植物忍冬 *Lonicera japonica* Thunb. 的干燥花蕾或带初开的花。中国大部分地区均产，主产于河南、山东等地。夏初花开放前采摘。阴干。以花蕾多、色黄白、气清香者为佳。生用、炒炭或制成露剂用。

【别名】双花、忍冬花、二宝花。

【药性】味甘，性寒。归肺、心、胃经。

【功效】生用：清热解毒，疏散风热；炒炭：凉血止痢；制成露剂：清解暑热。

【应用】

1. 痈痛疔疖，肠痈，肺痈，咽喉肿痛

治痈痛初起，红肿热痛或痈痛中期，脓成未溃，常与天花粉、白芷、皂角刺等配伍，如仙方活命饮。为治一切内痈外痈之要药。

2. 外感风热表证及温病发热

治外感风热表证或温病初起，常与连翘、薄荷、牛蒡子等发散风热药配伍，如银翘散。

3. 热毒痢疾

治热毒血痢，可单用，或与白头翁、秦皮等药

附　忍冬藤

又名银花藤，为忍冬的干燥茎叶。味甘，性寒。归肺、胃经。清热疏风，通络止痛。用于治疗温病发热，风湿热痹，所致关节红肿热痛、屈伸不利。煎服，10~30g。

配伍。

此外,本品制成金银花露,有清解暑热的作用,可用于暑热烦渴、小儿热疖、痱子等证。

【配伍药对】

金银花 连翘 二药合用清热解毒力更强,为治痈肿疔疮的要药。

金银花 薄荷 二药合用增强疏散风热的作用,并具有解毒利咽之功。主要用于外感风热头痛、口渴、咽痛。

【角药】

金银花 连翘 竹叶 具有清热解毒、轻宣透表的功效。主治温病初起,邪袭肺卫。症见:发热无汗或少汗、轻微恶寒、头痛、口渴口干、咽喉痛、咳嗽,舌尖偏红、舌苔薄白或呈微黄色,脉浮数。

【炮制、用法、用量】煎服,6～15 g。清热解毒、疏散风热多生用;炒炭多用于热毒血痢;制成露剂多用于暑热烦渴。

【用药禁忌】

1. 脾胃虚寒或气虚疮疡脓清者慎用。

2. 有兴奋中枢神经系统的作用,癫痫等患者不宜长期大量服用。

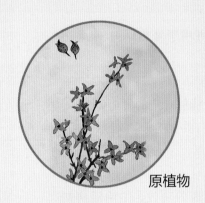

原植物

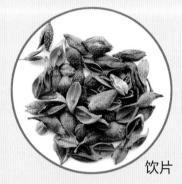

饮片

## 10 连翘 lián qiào

本品首载于《神农本草经》，为木犀科植物连翘 *Forsythia suspensa*（Thunb.）Vahl 的干燥果实。主产于山西、河南、陕西等地。秋季果实初熟尚带绿色时采收，蒸熟，晒干，习称"青翘"；果实熟透时采收，晒干，习称"黄翘"或"老翘"。种子作连翘心用。青翘以色较绿、不开裂者为佳；老翘以色较黄、瓣大、壳厚者为佳。生用。

【别名】连翘壳、连翘心、连召、元召。

【药性】味苦，性微寒。归肺、心、小肠经。

【功效】清热解毒，散结消肿，疏散风热。

【应用】

1. 疮痈肿毒，瘰疬结核，咽喉肿痛

① 治疮痈初起，红肿未溃，与金银花、蒲公英等药配伍。

② 治疮疡溃烂，脓出不畅，则与天花粉、皂角刺、穿山甲等药配伍。

③ 治瘰疬结核，常与夏枯草、玄参、浙贝母等同用。

2. 风热表证，温病发热

① 治风热表证、温病初起，常与金银花配伍，如银翘散。

② 治温病热入营血，神昏舌绛，常与犀角、玄参、竹叶、麦冬、丹参、黄连、金银花、生地黄同用，如清营汤。

3. 热淋涩痛

本品兼有清心利尿之功，可治小便不利或热淋涩痛，配伍车前子、竹叶等药同用。

【角药】

桑叶　菊花　连翘　具有疏风清热、宣肺止咳的功效。主治风温初起。咳嗽,轻微发热。

金银花　连翘　竹叶　具有清热解毒、轻宣透表的功效。主治温病初起,邪袭肺卫。症见:发热无汗或少汗、轻微恶寒、头痛、口渴口干、咽喉痛、咳嗽,舌尖偏红、舌苔薄白或呈微黄色,脉浮数。

银花　连翘　蒲公英　具有清热解毒、消肿散结的功效。主治风热毒邪所致的咽喉肿痛、目赤肿痛或体内热毒蕴结所致的痈肿。症见:局部红肿热痛或发热恶寒,各种疔毒,舌红苔黄,脉数。

丹参　王不留行　连翘　三药合用,共奏活血散结、解毒消痈之效。主治乳痈。

仙鹤草　连翘　何首乌　三药合用,共奏强壮止血、清热解毒之效。主治血小板减少性紫癜。

【炮制、用法、用量】煎服,6～15 g。青翘长于清热解毒,老翘长于疏散风热,连翘心长于清心利尿。

【用药禁忌】

1. 脾胃虚寒者慎用。

2. 虚寒阴疽忌用。

【鉴别用药】金银花　连翘

| | 金银花　　连翘 |
|---|---|
| 相同点 | 二药均可清热解毒、疏散风热。用于疮痈肿毒、外感风热及温病初起。 |
| 不同点 | 金银花疏散表热力优,为治一切内痈外痈之要药。炒炭后能凉血止痢,治疗热毒血痢,又可清热暑热,用于暑热烦渴、小儿热疖及痱子。<br>连翘清热解毒力强,又能消痈散结,可治瘰疬结核,为疮家圣药。长于清心利尿,治疗热入心包证及热淋涩痛。 |

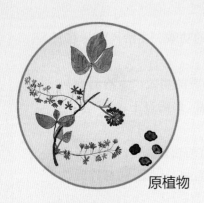

原植物

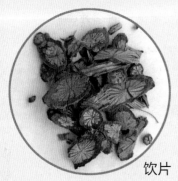

饮片

## 11 大血藤
### dà xuè téng

本品首载于《本草图经》,为木通科植物大血藤 Sargentodoxa cuneata (Oliv.) Rehd. et Wils. 的干燥藤茎,又称红藤。主产于江西、湖北、江苏等地。秋、冬二秋季采收。晒干,切厚片。生用。

【别名】红藤。

【药性】味苦,性平。归大肠、肝经。

【功效】清热解毒,活血通络。

【应用】

1. 热毒肠痈,疮痛肿毒

治肠痈腹痛,常与金银花、连翘、牡丹皮等药配伍,如红藤煎。

2. 跌打损伤,经行腹痛,风湿痹痛

① 治跌打损伤、瘀肿疼痛,常与赤芍、牛膝、续断等活血之品配伍。

② 治瘀滞痛经,常与香附、当归、丹参等药配伍。

③ 治风湿痹痛,关节不利,可与络石藤、威灵仙等药同用。

【炮制、用法、用量】煎服,9~15 g。

【用药禁忌】孕妇慎用。

# 第四节 清热凉血药

本类药物味多苦或咸，性寒，以清解营分、血分热邪为主要功效，主要用于营分、血分等实热证。若热入营分，症见舌绛，身热夜甚，心烦不寐，脉细数，甚则神昏谵语，斑疹隐隐；若热入血分，热盛迫血，症见舌色深绛，吐血衄血，尿血便血，斑疹紫黯，躁扰不安，甚或昏狂等。

## 12 牡丹皮 mǔ dān pí

本品首载于《神农本草经》，为毛茛科植物牡丹 *Paeonia suffruticosa* Andr. 的干燥根皮。主产于安徽、山东、河北等地。秋季采挖，晒干。生用或炒用。

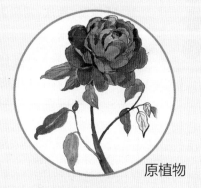

原植物

【别名】凤丹皮、粉丹皮、丹皮。

【药性】味苦、辛，性微寒。归心、肝、肾经。

【功效】清热凉血，活血化瘀。

【应用】

1. 热入营血，温毒发斑，吐血、衄血；温病伤阴，无汗骨蒸

① 治温热病热入营血，迫血妄行所致温毒发斑、吐血、衄血，配伍生地黄、赤芍等药同用。

② 治温病伤阴，邪伏阴分，夜热早凉、无汗骨蒸，与青蒿、鳖甲、知母、生地黄等配伍，如青蒿鳖甲汤。

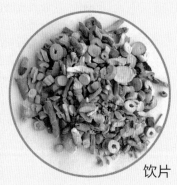

饮片

2. 血滞经闭、痛经、跌打伤痛，痈肿疮毒

① 治血滞经闭、痛经，常配伍丹参、当归等药。

② 治跌打伤痛,与红花、乳香、没药等配伍。

③ 治瘀热互结之肠痈初起,常配伍大黄、桃仁、冬瓜仁、芒硝,如大黄牡丹汤。《金匮要略》:"肠痈者,少腹肿痞,按之即痛如淋,小便自调,时时发热,自汗出,复恶寒,其脉迟紧者,脓未成,可下之,当有血。脉洪数者,脓已成,不可下也,大黄牡丹汤主之。"

【配伍药对】

牡丹皮　赤芍　二药合用能清热凉血、活血化瘀,可用于热伤营血之吐血、衄血及妇女血虚有热有瘀之月经不调。

牡丹皮　青蒿　二药均能凉血除蒸,可用于邪伏阴分之骨蒸潮热。

【角药】

大黄　牡丹皮　牛膝　合用可活血下瘀、疏肝健脾,使瘀血祛、新血生,标本兼顾。

【炮制、用法、用量】煎服,6～12 g。清热凉血宜生用,活血祛瘀宜酒炙用,止血宜炒炭用。

【用药禁忌】血虚有寒、月经过多者及孕妇不宜用。

【鉴别用药】牡丹皮　赤芍

| | 牡丹皮　　赤芍 |
|---|---|
| 相同点 | 二药均可清热凉血、活血散瘀,用于热入营血,斑疹吐衄,及血瘀闭经、跌扑损伤等。 |
| 不同点 | 牡丹皮清热凉血之力较优,赤芍散瘀止痛之功较强。<br>牡丹皮苦、辛,微寒,归心、肝、肾经。善于清透阴分伏热,而退虚热,多用于治温病后期之邪伏阴分、夜热早凉、热退无汗之证,为治无汗骨蒸之要药。<br>赤芍味苦、性微寒,归肝经。可清泻肝火,治目赤翳障。 |

# 第五节　清虚热药

本类药物性寒凉,主归肝、肾经,以清虚热、退骨蒸为主要功效,主要用于肝肾阴虚、虚火内扰所致的骨蒸潮热、午后发热、手足心热、虚烦不寐、盗汗遗精、舌红少苔、脉细数等症。亦可用于温热病后期邪热未尽、阴液耗伤所致夜热早凉、热退无汗、舌质红绛、脉象细数等症。

## 13 青蒿 qīng hāo

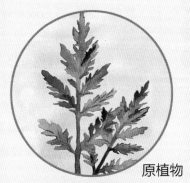

原植物

本品首载于《神农本草经》,为菊科植物黄花蒿 *Artemisia annua* L. 的干燥地上部分。中国大部分地区均有分布。夏、秋二季采收。鲜用或阴干。切段,生用。

【别名】香青蒿、青蒿草。

【药性】味苦、辛,性寒。归肝、胆经。

【功效】清虚热,除骨蒸,解暑,截疟,退黄。

【应用】

1. 温邪伤阴,夜热早凉;阴虚发热,劳热骨蒸

① 治温病后期,余热未清,邪伏阴分,夜热早凉、热退无汗,或热病后低热不退等,常与鳖甲、知母、丹皮、生地等同用,如青蒿鳖甲汤。

② 治阴虚发热,骨蒸劳热、潮热盗汗、五心烦热,多与银柴胡、胡黄连、知母、鳖甲等同用,如清骨散。

2. 暑邪发热

治外感暑热,头昏头痛,发热口渴等,常与连

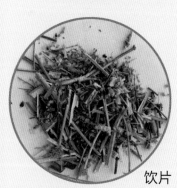

饮片

翘、滑石等同用,如清凉涤暑汤。

3. 疟疾寒热

治疟疾,可用大量鲜青蒿绞汁服用,为截疟要药。

4. 湿热黄疸

治肝胆湿热之黄疸,常与茵陈、栀子等同用。

【配伍药对】

青蒿　鳖甲　二药合用能滋阴退热、除骨蒸,可用于温病后期,余热未清,邪伏阴分,夜热早凉,热退无汗,或热病后低热不退。

【角药】

青蒿　黄芩　竹茹　具有清胆利湿、和胃化痰的功效。主治少阳湿热痰浊证。症见:寒热如疟,寒轻热重,口苦胸闷,呕吐酸水或呕吐黄涎而黏,胸胁胀痛,舌红,苔白或黄腻,间现杂色,脉弦数或滑数。

柴胡　黄芩　青蒿　亦清亦透,透其外邪,清其郁热,畅其气机,通其津液,合用共奏疏散退热之效。主治外感高热。

青蒿　大腹皮　神曲炭　三药合用共奏清解疏滞、健脾养胃之效。主治小儿外感发热后余邪不清。

【炮制、用法、用量】煎服,6～12 g,不宜久煎;或鲜用绞汁服。

【用药禁忌】脾胃虚弱、肠滑泄泻者忌服。

# 第六章
# 泻 下 药

以泻下通便为主要功效，用于治疗里实积滞证的药物，称为泻下药。

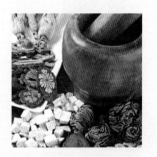

本类药物多具苦寒沉降之性，主入胃、大肠经，具有较强的泻下通便作用，并具有清热泻火之功。主要用于肠胃积滞、里热炽盛、大便秘结、燥屎坚结、腹满急痛等里实证。亦具有清热泻火作用，可用于外感热病高热神昏、谵语发狂或火热上炎之头痛目赤、咽喉肿痛、牙龈疼痛，以及火毒疮痈，血热吐衄等。

使用泻下作用较强的攻下药时，因其作用峻猛，易伤正气及脾胃，故年老体虚、脾胃虚弱者当慎用；妇女胎前产后及月经期应当忌用。应用作用较强的泻下药时，当奏效即止，切勿过剂，以免损伤胃气。

泻下药 {
1. 攻下药——苦、寒——泻下通便——主治大便秘结、燥屎坚结、实热积滞，以及实热内蕴之头痛、目赤、牙痛、咽痛、吐衄血等。
（大黄、芒硝）

2. 润下药——甘、平/寒——润肠通便——多用于小儿、老人、产妇等肠燥津枯、血虚便秘患者。

3. 峻下逐水药——有毒——峻下逐水——主治水肿、胸水、腹水之实证。
}

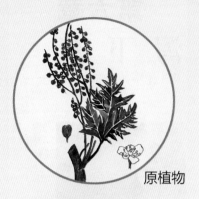

原植物

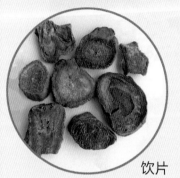

饮片

## 01 大黄
### dà huáng

本品首载于《神农本草经》，为蓼科植物掌叶大黄 *Rheum palmatum* L.、唐古特大黄 *Rheum tanguticum* Maxim. ex Balf. 或药用大黄 *Rheum officinale* Baill. 的干燥根和根茎。掌叶大黄和唐古特大黄药材称为"北大黄"，主产于青海、甘肃等地；药用大黄药材称为"南大黄"，主产于四川。秋末茎叶枯萎或次春发芽前采挖，除去细根，刮去外皮，切瓣或段，绳穿成串干燥或直接干燥。生用、酒炒、酒蒸或炒炭用。

【别名】将军、锦纹、川军、酒军、生大黄、酒大黄、熟大黄、大黄炭。

【药性】味苦，性寒。归脾、胃、大肠、肝、心包经。

【功效】泻下攻积，清热泻火，凉血解毒，逐瘀通经，利湿退黄。

【应用】

1. 积滞便秘

① 治热结便秘、高热不退、神昏谵语，常与芒硝、厚朴、枳实配伍，如大承气汤。《伤寒论》："阳明病，脉迟，虽汗出不恶寒者，其身必重，短气，腹满而喘，有潮热者，此外欲解，可攻里也。手足濈然汗出者，此大便已鞕也，大承气汤主之。"

② 治里实热结而兼气血虚者，与人参、当归等配伍，如黄龙汤。

③ 治热结津伤便秘，配麦冬、生地、玄参等，如增液承气汤。

④ 治脾阳不足，冷积便秘，与附子、干姜等配伍，如温脾汤。

⑤ 治湿热痢疾初起，腹痛里急后重者，与芍药、当归、黄连、槟榔、木香、大黄、黄芩、肉桂、甘

草配伍,如芍药汤。

2. 目赤咽肿

① 治目赤咽肿、口舌生疮、牙龈肿痛,与黄芩、栀子、连翘等配伍,如凉膈散。

② 治胃火炽盛之齿龈肿痛,可与芒硝、槟榔、黄芩等配伍。

3. 血热吐衄

① 治血热妄行之吐血、衄血、咯血,与黄连、黄芩等配伍,如泻心汤。《金匮要略》:"心气不足,吐血,衄血,泻心汤主之"。

② 治上消化道出血,可单味使用大黄粉内服。

4. 热毒疮肿

① 治疮痈、丹毒初起,红肿疼痛,与连翘等配伍。

② 治瘀热壅滞之肠痈,与丹皮、桃仁等活血消痈之品配伍,如大黄牡丹汤。《金匮要略》:"肠痈者,少腹肿痞,按之即痛如淋,小便自调,时时发热,自汗出,复恶寒,其脉迟紧者,脓未成,可下之,当有血。脉洪数者,脓已成,不可下也,大黄牡丹汤主之。"

③ 治水火烫伤,可外用大黄粉,或配地榆粉同用。

5. 瘀血诸证

① 治妇女闭经、月经不调及产后瘀滞腹痛,与当归、益母草等药同用。

② 治跌打损伤,瘀肿疼痛,与当归、红花等配伍。

6. 黄疸,淋证

① 治湿热黄疸,与茵陈、栀子等配伍,如茵陈蒿汤。《伤寒论》:"阳明病,发热汗出者,此为热越,不能发黄也。但头汗出,身无汗,剂颈而还,小便不利,渴引水浆者,此为瘀热在里,身必发黄,茵陈蒿汤主之。"

② 治湿热淋证,与木通、车前子等药配伍,如八正散。

【配伍药对】

大黄　芒硝　大黄泻下攻积,芒硝润燥软坚,相须可荡涤肠胃,用于胃肠积滞。

大黄　牡丹皮　二药均可活血化瘀,用于瘀血腹痛、肠痈腹痛。

大黄　茵陈　二药合用具有清泄湿热、利胆退黄之功,可用于湿热黄疸。

大黄　黄连　大黄泻下,黄连清热燥湿,相配可治疗邪热内结的痞症。

【角药】

大黄　芒硝　甘草　具有泻热和胃、润燥软坚的功效。主治热性病,肠胃燥实、发热心烦、大便燥结而腹不满等。

大黄　厚朴　枳实　具有泻热通便、消滞除满、开胸泄饮的功效。主治热结、气秘、食积、支饮等证。症见：腹满便秘、舌苔老黄、脉滑而疾。

大黄　芒硝　甘遂　共奏泻热逐水之效。主治水热互结之结胸证。症见：从心下至少腹硬满而痛不可近、大便秘结、日晡小有潮热或短气躁烦，舌上燥而渴，脉沉紧有力。

大黄　附子　干姜　具有温补脾阳、攻下冷积的功效。主治脾阳不足，冷积便秘，或久痢赤白。症见：腹痛、手足不温、脉沉弦。

大黄　桃仁　麻子仁　具有润肠通便的功效。主治大便干燥秘涩或结如羊屎，甚至闭塞不通、不思饮食之证。

大黄　黄芩　黄连　具有清热泻火、解毒凉血之功。主治：心胃火炽所致迫血妄行之吐衄、便秘；湿热黄疸所致胸中烦热痞满、舌苔黄腻、脉数。

大黄　桃仁　土鳖　具有破血下瘀的功效。主治产妇瘀滞腹痛或瘀血阻滞所致的月经不调。

茵陈　栀子　大黄　三者共奏泻肝胆、利三焦、通腑浊之效，使湿从二便分消，黄疸诸症自愈。

大黄　三七　花蕊石　共奏通腑泻下、化瘀止血之效。该角药可起到降压、止血、改善颅内压和退热的作用。主治急性脑卒中时大便秘结。

附子　大黄　薤白　共奏泻下冷积之效。主治腹部冷痛、便泻、后重不爽，甚则夹有黏液、血液者。

大黄　牡蛎　昆布　共奏通便泻毒之效。主治慢性肾功能不全氮质血症。现代研究大黄、牡蛎、昆布治疗慢性肾功能不全氮质血症，可有效降低尿素氮、改善肾功能，防止肾小球纤维化，对保护健存肾具有重要意义。

大黄　西洋参　京菖根　共奏益气养阴、逐秽泻浊之效。可治尿毒症。

大黄　当归　柴胡　共奏养肝经血、疏肝祛瘀之效。治劳伤胁痛病证。症见：胁肋疼痛反复发作，稍劳更甚，有外伤史，痛处固定，按之痛甚，伴有大便秘结有时色黑，舌质紫，脉弦涩。

大黄　肉桂　代赭石　合用主治寒热夹杂之血证。症见：肝郁多怒，胃郁气逆致吐血、衄血及呕吐之证屡服他药不效者。

干姜　大黄　巴豆　具有攻下冷积、温中助阳的功效。主治干霍乱候。症见：心腹急痛，烦冤困苦，不得吐痢，手足逆冷，唇口焦然，过久不通。

大黄　石膏　小豆　共奏清热解毒、消肿敛疮之效。主治痈疡肿毒（溃烂期）。证见：痈疡红肿溃烂、焮热疼痛，或溃口渗液不止，疮口难收。

大黄　桂心　桃仁　合用能凉血活血、下瘀止痛。主治：瘀热内结证，证见：身有刺痛，痛处不移，局部肿块、拒按，自觉发热，夜间为甚，出血，口干舌燥，大便秘结，小便短赤等；产后恶漏不绝之瘀热证，证见：血性恶露日久不尽，量少，色紫暗或深红、质稠、有血块，伴恶臭，小腹疼痛拒按，或同时伴有身热躁烦、口渴等。

【炮制、用法、用量】煎服，3～15 g；外用适量，研末敷于患处。生大黄泻下力强，欲攻下宜生用，入汤剂宜后下，或用开水泡服，久煎则泻下力减弱；熟大黄泻下力较缓，泻火解毒，用于热毒疮肿；酒大黄泻下力较弱，善清上焦血分热毒，用于目赤咽肿、齿龈肿痛；大黄炭凉血化瘀止血，用于血热有瘀出血证。

【使用注意】

1. 性寒，脾胃虚寒者慎用。

2. 泻下攻积作用较强，易伤人体之正气，久病体弱者慎用。

3. 孕妇及月经期、哺乳期忌用或慎用。

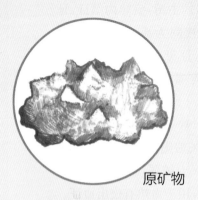

原矿物

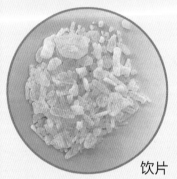

饮片

**附** 朴硝、芒硝、玄明粉

三者功效基本相同，朴硝为粗制品，杂质较多，临床以外用为主，治疗疮痈肿毒、乳痈初起等证；芒硝质地较纯，泻下较强，主要用于实热积滞、大便燥结、谵语发狂之证；玄明粉质地最纯，泻下作用最强，但临床多用于治口腔、眼部疾患。

## 02 芒硝 máng xiāo

本品首载于《名医别录》，为硫酸盐类矿物芒硝族芒硝经加工精制而成的结晶体。主要成分为含水硫酸钠（$Na_2SO_4 \cdot 10H_2O$）。主产于河南、河北、山东等地。将天然产品用热水溶解，滤过，放冷析出结晶，通称"皮硝"。再取萝卜洗净切片，置锅内加水与皮硝共煮，取上层液，放冷析出结晶，即芒硝。以青白色、透明块状结晶、清洁无杂质者为佳。芒硝经风化失去结晶水而成的白色粉末称玄明粉（元明粉）。

【别名】朴硝、皮硝、风化硝、玄明粉、盆消。

【药性】味咸、苦，性寒。归胃、大肠经。

【功效】泻下通便，润燥软坚，清火消肿。

【应用】

1. 实热积滞便秘

治大便燥结、腹满胀痛，常与大黄相须为用，如大承气汤、调胃承气汤。《伤寒论》："阳明病，脉迟，虽汗出不恶寒者，其身必重，短气，腹满而喘，有潮热者，此外欲解，可攻里也。手足濈然汗出者，此大便已鞕也，大承气汤主之。"

2. 口疮，咽痛，目赤，疮痈肿痛

① 治咽喉肿痛、口舌生疮，可与冰片、硼砂、朱砂研末吹涂患处，如冰硼散，亦可置西瓜中制成西瓜霜外用。

② 治目赤肿痛，可用玄明粉化水滴眼。

③ 治乳痈初起、肠痈、丹毒、皮肤疮痈等，可用本品配冰片外敷。单用本品，煎汤外洗，可治痔疮肿痛。

此外，本品外敷尚可回乳。

【角药】

大黄 芒硝 甘遂 共奏泻热逐水之效。主治水热互结之结胸证。症见：从心下至少腹硬满而痛不可近、大便秘结、日晡潮热或短气躁烦，舌上燥而渴，脉沉紧有力。

【炮制、用法、用量】冲入药汁内或开水溶化后服，6～12 g。外用适量。

【用药禁忌】孕妇慎用；不宜与硫黄、三棱同用。

【鉴别用药】

| | 大黄 芒硝 |
|---|---|
| 相同点 | 二药均可泻下通便、清热泻火，主治肠胃实热积滞、宿食停滞之大便秘结，及火热上炎之头痛、目赤、牙痛、咽喉肿痛、痈疮肿痛等证。 |
| 不同点 | 大黄味苦性寒，归脾、胃、大肠、肝、心经，可泻下攻积，用于肠道积滞，大便秘结。大黄具有清热解毒作用，能治疗水火烫伤，还能活血逐瘀通经、止血、清利湿热，主治血滞经闭、产后瘀阻腹痛、跌打瘀阻疼痛、火热亢盛之出血、湿热黄疸、淋证等证。<br><br>芒硝味咸、苦，性寒，归胃、大肠经，可润燥软坚，泻热通便，适用于实热积滞之大便燥结。芒硝又可清热消肿，用于肠痈腹痛、乳痈、咽痛口疮、目赤、痔疮肿痛等。 |

# 第七章
# 祛风湿药

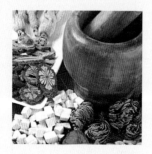

凡以祛除风湿、解除痹痛为主要作用，用于治疗风湿痹证的药物，称为祛风湿药。

本类药物多辛香苦燥走散，性温或凉，主入肝、肾、脾经，长于治疗寒痹的祛风湿药，药性温或热，长于治疗热痹的祛风湿药，药性寒或凉。

本类药物有祛风除湿之功效，能祛除肌肉、经络、筋骨等处的风湿之邪，部分药兼有止痛、通络、强筋骨等作用。主要用于风湿痹痛、筋脉拘挛、麻木不仁、半身不遂、腰膝酸痛、下肢痿弱等。

痹证多属慢性疾病，为服用方便，此类药物多制成酒或丸散剂，也可制成外敷剂型，直接用于患处。

辛温性燥的祛风湿药，易伤阴耗血，阴血亏虚者应慎用。有毒之品，应注意其炮制、配伍、剂型、剂量、煎法等，以防中毒。

祛风湿药

1. 祛风湿散寒药——味辛、苦，性温——祛风除湿、散寒止血——主治肢体疼痛、重着、麻木、屈伸不利等风寒湿痹证（风痹、寒痹、湿痹）。

   （独活、川乌）

2. 祛风湿清热药——味辛、苦，性寒——祛风除湿、清热止痛——用于肢体疼痛、屈伸不利、红肿灼热等风湿热痹证。

   （秦艽、桑枝）

3. 祛风湿、强筋骨药——味甘，性温／平——祛风湿、补肝肾、强筋骨——主治风湿日久、肝肾不足所致的腰膝酸软无力、疼痛等风湿痹证；肾虚腰痛、骨痿及中风后遗半身不遂等证。

   （桑寄生）

## 01 独活 dú huó

本品首载于《神农本草经》，为伞形科植物重齿毛当归 *Angelica pubescens* Maxim. f. *biserrata* Shan et Yuan 的干燥根。主产于四川、湖北、安徽等地。春初或秋末采挖，烘干。切片，生用。

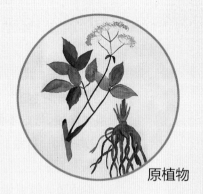

原植物

【别名】独摇草、玉活、独滑、长生草。

【药性】味辛、苦，性微温。归肾、膀胱经。

【功效】祛风除湿，通痹止痛。

【应用】

1. 风寒湿痹

① 治风寒湿痹证，肌肉、腰背、手足疼痛，配防风、附子等药同用，如独活汤。

② 治痹证日久正虚，腰膝酸软，关节屈伸不利者，配桑寄生、杜仲、人参等，如独活寄生汤。

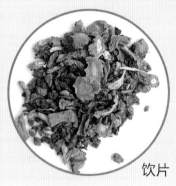

饮片

2. 风寒挟湿表证

治外感风寒挟湿所致的头痛头重，一身尽痛，配羌活、藁本等，如羌活胜湿汤。

3. 少阴头痛

治风扰肾经，伏而不出之少阴头痛，配细辛等药同用。

此外，其祛风湿之功，亦治皮肤瘙痒，内服或外洗皆可。

【配伍药对】

独活　细辛　独活祛肾经伏风而祛湿，细辛入肾经祛里寒，二药合用可散风除湿止痛，用于风湿痹痛及少阴经头痛。

独活　桑寄生　二药均有祛风湿、通络止痛之功，主要用于风湿痹证日久见肝肾不足、筋脉失养、腰膝酸软无力者。

【角药】

桑叶　羌活　独活　共奏疏风解表之效。主治外感于风寒、风热不明显之证。

独活　附子　酒　共奏散寒除湿、通痹止痛之效。本方主治缺失，以方测证为治疗寒湿痹痛之方。症见：关节、筋骨、肌肉冷痛麻木，重着难伸，遇寒加重，遇热略减，行走不便，舌淡胖，脉弦迟。

【炮制、用法、用量】煎服，3～10 g。外用适量。

【用药禁忌】

1. 本品属辛散温燥之品，故阴虚及血燥者慎用。内风证忌用。

2. 能扩张血管，降低血压，低血压者忌久服多用。

【鉴别用药】独活　羌活

|  | 独活　　羌活 |
|---|---|
| 相同点 | 二药均可祛风湿、止痛，可治风湿痹痛、头痛，又可解表，治疗风寒表证。 |
| 不同点 | 独活长于祛风胜湿，羌活长于解表散寒；独活治下半身的寒湿痹痛，羌活治上半身的寒湿痹痛；独活治少阴头痛，羌活治太阳头痛 |

## 02 川乌 chuǎn wū

本品首载于《神农本草经》，为毛茛科植物乌头 *Aconitum carmichaelii* Debx. 的干燥母根。主产于四川、云南、陕西等地。6月下旬至8月上旬采挖，除去子根、须根及泥沙，晒干。生用或制后用。

【别名】生川乌、制川乌。

【药性】味辛、苦，性热；有大毒。归心、肝、肾、脾经。

【功效】祛风除湿，温经止痛。

【应用】

1. 风寒湿痹，拘急疼痛

① 治寒湿侵袭，历节疼痛，不可屈伸者，配麻黄、芍药、甘草、黄芪等，如乌头汤。《金匮要略》："病历节不可屈伸，疼痛，乌头汤主之。乌头汤方治脚气疼痛，不可屈伸。"

② 治寒湿瘀血留滞经络，肢体筋脉挛痛，关节屈伸不利，或中风手足不遂，日久不愈者，配草乌、地龙、乳香等药，如活络丹。

2. 心腹冷痛，寒疝疼痛

治阴寒内盛之心腹冷痛、寒疝腹痛、手足厥冷者，单用本品浓煎加蜂蜜服，即大乌头煎；亦可用治跌打损伤，骨折瘀肿疼痛。

此外，古方常以本品作为麻醉止痛药，如整骨麻药方、外敷麻药方。

【配伍药对】

川乌　麻黄　川乌祛风除湿，温经止痛，麻黄散寒通滞，二药合用可用于寒湿侵袭关节、筋骨所致筋脉挛痛，不可屈伸者。

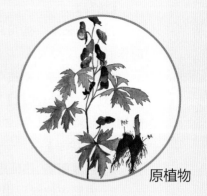

原植物

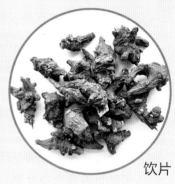

饮片

【角药】

川芎　天麻　炮川乌　具有祛风散寒止痛的功效。主治头痛经久不愈，时作时止。

川乌　草乌　杭白芍　共奏散寒除湿止痛之效。主治寒湿痹痛。

【炮制、用法、用量】煎服，1.5～3 g；宜先煎、久煎。外用适量。一般炮制后用。

【用药禁忌】

1. 阴虚阳盛、热证疼痛忌服。

2. 内服应炮制后用，生品内服宜慎，孕妇忌用。

3. 心血管疾患及肝功能障碍者慎用；房室传导阻滞患者禁服。

4. 不宜与半夏、瓜蒌、瓜蒌子、瓜蒌皮、天花粉、川贝母、浙贝母、平贝母、伊贝母、湖北贝母、白蔹、白及、犀角等同用。

【中毒症状】

生川乌、生草乌为国家规定的毒性中药管理品种，使用时需凭医生签名的正式处方。

以神经系统和循环系统为主，其次为消化系统。轻者服药后 15～30 分钟可见口舌及全身发麻，恶心，呕吐，呼吸紧迫，胸部重压感。中度者可见烦躁汗出，四肢痉挛，言语障碍，呼吸困难，血压下降，体温不升，面色苍白，皮肤发冷，脉象迟弱，心律紊乱。心电图可见多源性和频发性不规则期前收缩。重度者可见神志不清或昏迷，口唇指端发绀，脉微欲绝，二便失禁。心电图还可见心室纤颤及室性停搏，最后因心脏或呼吸衰竭而死亡。

（《中华临床中药学》第 2 版）

【解救方法】

轻度中毒者，用绿豆 60 g，黄连 6 g，甘草 15 g，生姜 15 g，红糖适量，水煎后鼻饲或口服；也可用蜂蜜 50～120 g，用凉开水冲服；心律失常，可用苦参 30 g，煎水温服。严重者，用大剂量阿托品解救；也可用金银花、甘草、绿豆、生姜、黑豆等同用，疗效更佳。

（《中华临床中药学》第 2 版）

## 03 秦艽 qín jiāo

本品首载于《神农本草经》，为龙胆科植物秦艽 *Gentiana macrophylla* Pall.、麻花秦艽 *Gentiana straminea* Maxim.、粗茎秦艽 *Gentiana crassicaulis* Duthie ex Burk. 或小秦艽 *Gentiana dahurica* Fisch. 的干燥根。前三种按性状不同分别习称"秦艽"和"麻花艽"，后一种习称"小秦艽"。主产于陕西、甘肃、内蒙古等地。春、秋二季采挖，晒干。去芦头，切片，生用。

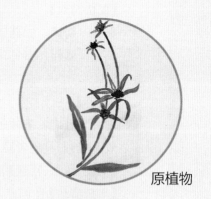

原植物

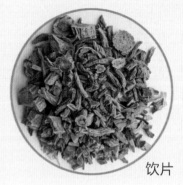

饮片

【别名】西秦艽、秦胶、大艽。

【药性】味辛、苦，性平。归胃、肝、胆经。

【功效】祛风湿，止痹痛，退虚热，清湿热。

【应用】

1. 风湿痹证

① 治风湿热痹，关节红肿疼痛，常与防己、络石藤、忍冬藤等同用。

② 治风寒湿痹，肢节疼痛拘挛，配羌活、当归、川芎等。

2. 中风半身不遂

① 治中风半身不遂，口眼㖞斜，四肢拘急，舌强不语等，单用大量水煎服即能奏效。

② 治血虚中风者，配当归、熟地、白芍等补血药，如秦艽汤。

3. 骨蒸潮热，疳积发热

① 治骨蒸日晡潮热，配青蒿、地骨皮、知母等，如秦艽鳖甲散。

② 治小儿疳积发热，配薄荷、炙甘草。

4. 湿热黄疸

治湿热黄疸，单用或配茵陈、栀子、大黄等同用。

【配伍药对】

秦艽　防风　二药皆可祛风胜湿止痛,用于风湿痹证所致肢体疼痛。

秦艽　鳖甲　秦艽清热除蒸,鳖甲滋阴除虚热,二药相配可用于痨热骨蒸、盗汗。

【角药】

秦艽　升麻　五味子　三药相伍共奏辛苦酸收,具有祛湿清热、解毒收涩之效,主治肝炎患者肝功能不正常,血清转氨酶偏高而久不恢复者。

【炮制、用法、用量】煎服,3～10 g。

【用药禁忌】性偏凉,善清虚热,久病虚弱,脾虚便溏者忌用。

## 04 桑枝
### sāng zhī

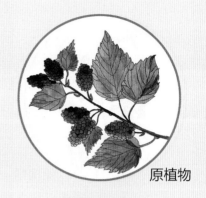

原植物

本品首载于《本草图经》，为桑科植物桑 *Morus alba* L. 的干燥嫩枝。中国各地均产。春末夏初采收，去叶，或趁鲜切片，晒干。生用或炒用。

【别名】桑条、嫩桑枝、桑枝尖。

【药性】味微苦，性平。归肝经。

【功效】祛风湿，利关节。

【应用】

风湿痹证

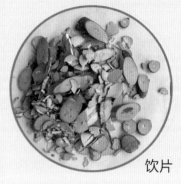

饮片

① 治风湿热痹，单用煎服，或配络石藤、忍冬藤等同用。

② 治风湿寒痹，配桂枝、威灵仙等同用。

③ 治痹证兼气血虚者，可配黄芪、鸡血藤、当归等同用。

④ 若与柳枝、杉枝、槐枝等同用，外洗可治风毒引起的手足疼痛、皮肤不仁，如桑枝汤。

此外，还可利水，治水肿、脚气肿痛。

【炮制、用法、用量】煎服，9～15 g。外用适量。

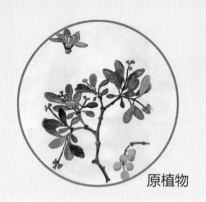

原植物

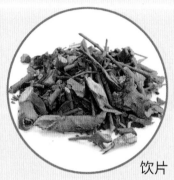

饮片

## 05 桑寄生 sāng jì shēng

本品首载于《神农本草经》，为桑寄生科植物桑寄生 *Taxillus chinensis*（DC.）Danser 的干燥带叶茎枝。主产于广东、广西、云南等地。冬季至次春采割，除去粗茎，切段，干燥，或蒸后干燥。切厚片，生用。

【别名】柳寄生、广寄生、寄生草、寄生。

【药性】味苦、甘，性平。归肝、肾经。

【功效】祛风湿，补肝肾，强筋骨，安胎元。

【应用】

1. 风湿痹证

治痹证日久，伤及肝肾，腰膝酸软，筋骨无力，常配独活、杜仲、牛膝等同用，如独活寄生汤。

2. 崩漏经多，妊娠漏血，胎动不安

治肝肾亏虚，月经过多，崩漏，妊娠下血，胎动不安者，配阿胶、续断、菟丝子，如寿胎丸。

【角药】

桑寄生　桑葚子　桑叶　共奏滋阴平肝之效，主治肝肾阴亏、肝阳上亢而致头晕目眩、面红火升、心烦善怒、睡眠不宁等。

豨莶草　槐米　桑寄生　具有补虚损而调阴阳之功，又能通经络、活血脉，且有较强的直接降压作用。主治动脉硬化，手足麻木而见高血压。

【炮制、用法、用量】煎服，9～15 g。

【用药禁忌】桑寄生若寄生于有毒植物如巴豆、乌桕、红花、夹竹桃等树上者，不能供药用，以防中毒。

【鉴别用药】桑寄生　五加皮

|  | 桑寄生　　五加皮 |
|---|---|
| 相同点 | 二药均可祛风湿、补肝肾、强筋骨，治疗风湿痹痛、腰膝酸软、筋骨痿软无力等。 |
| 不同点 | 桑寄生能补肝肾、养血安胎，故可用于肝肾虚损、冲任不固的胎动不安及胎漏下血等证。五加皮能利水，可治水肿、脚气、小便不利。 |

# 第八章
# 化 湿 药

以化湿运脾为主要功效，用于治疗湿阻中焦证的药物，称为化湿药，又称芳香化湿药。

本类药物多辛香温燥，主归脾、胃经，具有化湿健脾、和中开胃之功。主要用于脾为湿困、运化失健所致的脘腹痞满、呕吐泛酸、大便溏薄、食少体倦、舌苔白腻等。此外，部分药物兼有解暑、行气、止呕、止泻等作用。

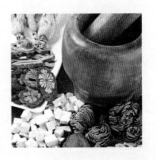

本类药物多属辛温香燥之品，易耗气伤阴，故气虚及阴虚血燥者慎用。又因其气味芳香，大多含挥发油，故入汤剂不宜久煎，以免药效降低。

化湿药 {

性味多辛、温，主归脾、胃经，具有化湿健脾、和中开胃之功。用于湿阻中焦证、暑湿、湿温等。

（广藿香、苍术、厚朴、砂仁）

注意事项：本类药物多属辛温香燥之品，易耗气伤阴，故气虚及阴虚血燥者慎用。又因其气味芳香，大多含挥发油，故入汤剂不宜久煎。

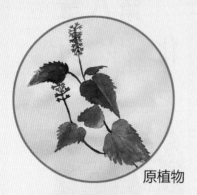

原植物

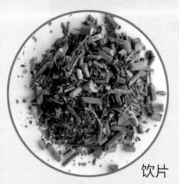

饮片

本品首载于《名医别录》，为唇形科植物广藿香 *Pogostemon cablin*（Blanco）Benth. 的干燥地上部分。主产于广东、海南等地。枝叶茂盛时采割，日晒夜闷，反复至干。切段，生用或鲜用。

【别名】合香、藿香、南藿香。

【药性】味辛，性微温。归脾、胃、肺经。

【功效】芳香化湿，和中止呕，发表解暑。

【应用】

1. 湿阻中焦证

治湿浊中阻所致之脘腹痞满、少食欲呕、神疲体倦、大便溏薄等，常与苍术、厚朴、陈皮、半夏、炙甘草配伍，如不换金正气散。

2. 湿浊呕吐

治寒湿中阻所致之呕吐，常与半夏、丁香等配伍，以温中散寒、降逆止呕，如藿香半夏汤。

3. 暑湿，湿温初起

① 治暑月外感风寒，内伤生冷所致恶寒发热、头痛、脘腹痞闷、呕恶吐泻，与大腹皮、白芷、茯苓、厚朴、紫苏、半夏、白术、陈皮、苦桔梗、炙甘草配伍，如藿香正气散。

② 治湿温初起，湿热俱重，与黄芩、滑石、茵陈等配伍，如甘露消毒丹。

【配伍药对】

藿香　佩兰　二药均有化湿解暑的作用，相须为用，主要用于夏令暑湿、湿阻中焦所致胸闷、腹胀、恶心呕吐等症。

藿香　白术　藿香醒脾开胃，白术补气健脾，相须为用，主要用于脾虚湿盛。

藿香　砂仁　二药相配可理气化湿和胃，主

要用于湿阻中焦所致胸脘满闷不舒、恶心呕吐。

【角药】

藿香　厚朴　半夏　具有解表化湿、理气和中的功效。主治外感风寒、内伤湿滞。症见：恶寒发热，头痛，胸腹胀闷，恶心、呕吐，食欲不振，肠鸣泄泻，口淡口甜，舌苔白腻。

【炮制、用法、用量】煎服，3～10 g，鲜品加倍。藿香叶偏于发表；藿香梗偏于和中。鲜藿香气味芳香，夏季可泡水代茶饮，作为清凉解暑饮料。

【用药禁忌】阴虚血燥者不宜用。

【鉴别用药】藿香　佩兰

| | 藿香　　佩兰 |
|---|---|
| 相同点 | 二药都具有芳香化湿醒脾、解暑之功，用于湿困中焦及暑湿、湿温证。 |
| 不同点 | 藿香化湿止呕，为治湿滞中焦呕吐之要药；发散表邪力强，又能治外感风寒兼内伤湿滞。<br>佩兰醒脾开胃，善治口中甜腻、苔垢多涎、胸闷泛恶等脾经湿热证。 |

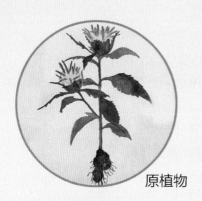

原植物

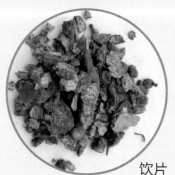

饮片

## 02 苍术 cāng zhú

本品首载于《神农本草经》，为菊科植物茅苍术 *Atractylodes lancea*（Thunb.）DC. 或北苍术 *Atractylodes chinensis*（DC.）Koidz. 的干燥根茎。前者主产于江苏、湖北、河南等地，以产于江苏茅山一带者质量最佳，故名茅苍术，简称茅术；后者主产于内蒙古、山西、陕西等地。春、秋两季采挖，除去泥沙，晒干，撞去须根。切片，生用或麸炒用。

【别名】茅苍术、仙术、赤术、炒苍术。

【药性】味辛、苦，性温。归脾、胃、肝经。

【功效】燥湿健脾，祛风散寒，明目。

【应用】

1. 湿阻中焦证

① 治湿阻中焦，脾失健运所致的脘腹胀满、呕恶食少、吐泻乏力、肢体倦怠、舌苔白腻等，常与厚朴、陈皮、甘草配伍，如平胃散。

② 治水湿内停之痰饮、水肿，常与陈皮、厚朴、炙甘草、茯苓、猪苓、泽泻、白术、肉桂配伍，如胃苓散。

2. 风湿痹证

① 治风寒湿痹证湿邪偏胜者，常与羌活、独活、薏苡仁等配伍，如薏苡仁汤。

② 治湿热下注之脚膝肿痛，或痿软无力，常与黄柏相须为用，即二妙散。

3. 风寒夹湿之表证

治外感风寒夹湿表证者，常与防风、羌活、白芷等配伍。

4. 夜盲，眼目昏涩

治夜盲症及眼目昏涩，可单用，或与羊肝、猪肝等煎煮同食,如抵圣散。

【配伍药对】

苍术　厚朴　二药均能燥湿,相须为用,主要用于湿阻中焦所致脘腹胀满,恶心呕吐、苔白腻者。

苍术　黄柏　苍术燥湿健脾,黄柏清热燥湿,主要用于湿热下注所致的筋骨肿痛,下肢痿软者。

苍术　香附　苍术燥湿健脾,香附疏肝解郁,主要用于气滞湿阻所致的胸脘胀满闷痛。

【角药】

苍术　厚朴　陈皮　具有燥湿运脾、行气和胃之功。主治湿困脾胃、运化失常。症见:脘腹胀满、口淡食少、呕吐恶心、嗳气吞酸、倦怠嗜卧、身重酸楚、大便溏薄,舌苔白腻而厚,脉缓。

苍术　黄柏　生地　共奏清热燥湿、滋补肾阴之效。主治肾虚湿热痿痹证。

麻黄　苍术　石膏　三药合用,以寒温并用之法,除寒热互结之机,合具散寒祛风、除湿清热之功,共奏散外寒、清里热之效。主治外寒里热之痹症。症见:局部不甚红肿,亦喜温烫,痛势甚剧,似属风寒湿痹,但又兼见口苦舌燥,苔黄便干,脉象有力。

石膏　知母　苍术　共奏清热除湿止痛之效。主治痹症。症见:关节红肿剧痛,苔黄腻,脉数。

【炮制、用法、用量】煎服,3～9 g。生用燥性强,炒用燥性稍减。

【用药禁忌】有较强的发汗作用,阴虚内热、气虚多汗者忌用。

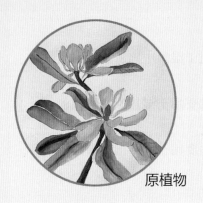

原植物

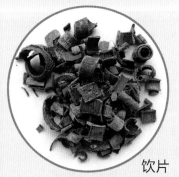

饮片

本品首载于《神农本草经》，为木兰科植物厚朴 *Magnolia officinalis* Rehd. et Wils. 或凹叶厚朴 *Magnolia officinalis* Rehd. et Wils. var. *biloba* Rehd. et Wils. 的干燥干皮、根皮及枝皮。主产于四川、湖北、浙江等地。4～6月剥取，根皮和枝皮直接阴干；干皮置沸水中微煮后，堆置阴湿处，"发汗"至内表面变紫褐色或棕褐色时，蒸软，取出，卷成筒状，干燥。切丝，生用或姜汁炙用。

【别名】川厚朴、姜厚朴。

【药性】味苦、辛，性温。归脾、胃、肺、大肠经。

【功效】燥湿除满，下气消痰。

【应用】

1. 湿阻中焦证

① 治湿阻中焦、脾胃气滞之脘腹胀满、不思饮食、嗳气吞酸、倦怠便溏等，与苍术、陈皮等配伍，如平胃散。

② 治实热积滞之腹胀便秘，常与大黄、芒硝、枳实配伍，即大承气汤。《伤寒论》："阳明病，脉迟，虽汗出不恶寒者，其身必重，短气，腹满而喘，有潮热者，此外欲解，可攻里也。手足濈然汗出者，此大便已鞕也，大承气汤主之。"

2. 痰饮喘咳

治痰饮阻肺、咳喘短气、胸膈满闷，与苏子、半夏、当归、甘草、前胡、肉桂、生姜、大枣配伍，如苏子降气汤。

此外，治痰气互结咽喉之梅核气，咽中如有物阻，咯吐不出，吞咽不下，常与半夏、茯苓、生姜、苏叶配伍，如半夏厚朴汤。《金匮要略》："妇人咽中如有炙脔,半夏厚朴汤主之。"

【配伍药对】

厚朴　大黄　厚朴下气消胀除满,大黄泻下攻积,相配可用于腹满胀痛、大便秘结。

厚朴　杏仁　厚朴消痰下气,杏仁降气止咳平喘,相配主要用于气逆咳喘。

【角药】

大黄　厚朴　枳实　具有泻热通便、消滞除满、开胸泄饮的功效。主治热结、气秘、食积、支饮等证。症见:腹满便秘,舌苔老黄,脉滑而疾。

槟榔　厚朴　草果仁　共奏开达膜原、辟秽化浊之效。主治瘟疫或疟疾,邪伏膜原证。症见:憎寒壮热,或一日三次,或一日一次,发无定时、胸闷呕恶、头痛烦躁,脉弦数,舌边深红,舌苔垢腻,或苔白厚如积粉。

藿香　厚朴　半夏　具有解表化湿、理气和中的功效。主治外感风寒、内伤湿滞。症见:恶寒发热、头痛、胸腹胀闷、恶心呕吐、食欲不振、肠鸣泄泻、口淡口甜,舌苔白腻。

苍术　厚朴　陈皮　具有燥湿运脾、行气和胃的功效。主治湿困脾胃、运化失常。症见:脘腹胀满、口淡食少、呕吐恶心、嗳气吞酸、倦怠嗜卧、身重酸楚、大便溏薄,舌苔白腻而厚,脉缓。

乌药　厚朴　杏仁　共奏降逆平喘之效,主治咳喘。

【炮制、用法、用量】煎服,3～10 g。厚朴含有挥发油,入煎剂不宜久煎。

【用药禁忌】本品辛苦温燥性强,具有行气作用,故气虚津亏者及孕妇慎用。

【鉴别用药】苍术　厚朴

| | 苍术　　　厚朴 |
|---|---|
| 相同点 | 二药均具有燥湿之功,治疗湿阻中焦证常相须为用。 |
| 不同点 | 苍术偏于燥湿健脾,故湿盛脾虚证多用;兼能祛风散寒、解表、明目,治疗风寒湿痹、外感风寒挟湿证,还可用于夜盲症及眼目昏涩。<br>厚朴偏于行气、燥湿,消积、除满,为消胀除满之要药,善治湿浊中阻、食积、气滞所致脘腹胀满,又能下气消痰平喘,痰多咳嗽喘逆者亦可用之。 |

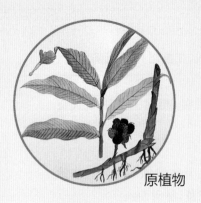

原植物

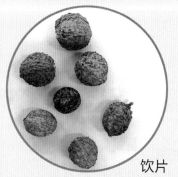

饮片

## 04 砂仁
### shā rén

本品首载于《药性论》，为姜科植物阳春砂 *Amomum villosum* Lour.、绿壳砂 *Amomum villosum* Lour. var. *xanthioides* T. L. Wu et Senjen 或海南砂 *Amomum longiligulare* T. L. Wu 的干燥成熟果实。阳春砂主产于广东、广西、云南等地；绿壳砂主产于广东、云南等地；海南砂主产于海南、广东等地。夏、秋两季果实成熟时采收，晒干或低温干燥。生用，用时捣碎。

【别名】缩砂仁、阳春砂、西砂仁、春砂仁。

【药性】味辛，性温。归脾、胃、肾经。

【功效】化湿开胃，温脾止泻，理气安胎。

【应用】

1. 湿阻中焦证

① 治寒湿中阻，脘腹胀满冷痛、食少腹泻，与干姜、厚朴、草豆蔻等温中化湿之品配伍。

② 治中焦湿阻气滞证，与木香、枳实等配伍，如香砂枳术丸。

③ 治中焦寒湿气滞兼脾胃气虚者，与人参、白术、茯苓、炙甘草、陈皮、半夏、木香配伍，如香砂六君子汤。

2. 脾胃虚寒，呕吐泄泻

治脾胃虚寒之呕吐泄泻，可单用研末吞服，或与干姜、炒白术等温中止呕止泻药配伍。

3. 妊娠恶阻，胎动不安

治妊娠气滞恶阻及胎动不安，与苏梗、白术等配伍。

【配伍药对】

砂仁　木香　砂仁化湿行气开胃，木香行气止痛，健脾消食，相配为用，主要用于湿阻气滞脘腹胀痛。

砂仁　厚朴　二药都有行气作用,砂仁偏于开胃,厚朴除满,相配为用,主要用于气滞或湿郁所致的腹痛胀满。

砂仁　枳实　二药均能行气止痛,相配主要用于气滞食积所致的痞满胀痛。

【角药】

黄柏　砂仁　甘草　共奏益气化湿、清火固遗之效。主治精神疲倦、精关不固。症见:夜梦遗精、体倦神疲、腰腿酸软,舌淡红、苔薄,脉虚。

木香　砂仁　枳实　共奏行气化湿、消胀止痛之效。主治气滞湿阻证。症见:腹部胀大、按之不坚、纳呆食少、食后作胀、嗳气后稍减,舌苔白腻,脉滑。

陈皮　砂仁　木香　共奏健脾化痰、行气止痛之效。主治脘腹胀痛、呕吐痞闷。症见:不思饮食、消瘦倦怠,舌淡苔薄,脉沉。

砂仁　香附　甘草　共奏理气畅中、和胃降逆之效。主治心腹胀满、胸膈噎塞、嗳气吞酸、胃中痰逆呕吐,以及宿酒不解、不思饮食。

丹参　檀香　砂仁　共奏活血定痛、行气止痛、养血益肾、醒脾调胃之效。主治血瘀气滞所致心胃诸痛。

【炮制、用法、用量】煎服,3～6 g,或入丸、散剂,也可以研末吞服,砂仁含挥发油,入煎剂宜后下。

【用药禁忌】性温,易伤津,凡阴虚血燥、火热内炽者慎用。

# 第九章
# 利水渗湿药

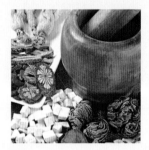

以通利水道、渗泄水湿为主要功效，用于治疗水湿内停病证的药物，称为利水渗湿药。

本类药物味多甘淡，性平或寒凉，作用趋于下行，主归膀胱、肾经，次归小肠经；利湿退黄药主归肝、胆经。根据利水渗湿药的性能特点及功效主治之不同，本类药物大致可分为利水消肿药、利尿通淋药、利湿退黄药三类。

主治水湿内停所引起的水肿、小便不利、淋证、黄疸、痰饮、泄泻、带下、湿疮、湿温、湿痹等病证。

本类药物易耗伤津液，故阴亏津少、肾虚遗精、遗尿者应慎用或忌用；有些药物有较强的通利作用，孕妇慎用或忌用。

利水渗湿药

1. 利水消肿药——甘、淡——利水消肿——主治水湿内停所致的各种病证，如水肿、小便不利、泄泻等。
（茯苓、薏苡仁）

2. 利尿通淋药——苦、寒/甘、淡、寒——利尿通淋——用于湿热下注淋证，小便淋漓涩痛热淋、血淋、石淋、膏淋等。
（车前子）

3. 利湿退黄药——苦、寒——利湿退黄——主治黄疸。
（茵陈）

## 第一节　利水消肿药

本类药物味多甘淡，性平或微寒，以利水消肿为主要功效，主要用于水湿内停之水肿、小便不利，及痰饮、泄泻等证。

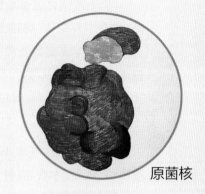

原菌核

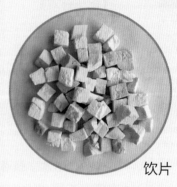

饮片

## 01 茯苓 fú líng

本品首载于《神农本草经》,为多孔菌科真菌茯苓 *Poria cocos*(Schw.)Wolf 的干燥菌核。寄生于松科植物赤松或马尾松等树根上。野生或栽培,主产于云南、安徽、湖北等地。产云南者称"云苓",质较优。7～9 月采挖。挖出后除去泥沙,堆置"发汗"后,摊开晾至表面干燥,再"发汗",反复数次至现皱纹、内部水分大部散失后,阴干。生用。

【别名】云苓、松苓。

【药性】味甘、淡,性平。归脾、肾、心经。

【功效】利水渗湿,健脾,安神。

【应用】

1. 水肿,小便不利

① 治水湿内停所致之水肿、小便不利,常与泽泻、猪苓等同用,如五苓散。《伤寒论》:"太阳病,发汗后,大汗出,胃中干,烦躁不得眠,欲得饮水者,少少与饮之,令胃气和则愈。若脉浮,小便不利,微热消渴者,五苓散主之。"

② 治脾肾阳虚水肿,可与附子、生姜同用,如真武汤。《伤寒论》:"少阴病,二三日不已,至四五日,腹痛,小便不利,四肢沉重疼痛,自下利者,此为有水气。其人或咳,或小便利,或下利,或呕者,真武汤主之。"

③ 用于水热互结,阴虚小便不利、水肿,与猪苓、滑石、泽泻、阿胶合用,如猪苓汤。《伤寒论》:"若脉浮发热,渴欲饮水,小便不利者,猪苓汤主之。"

2. 痰饮,脾虚泄泻

① 治湿痰,常配伍半夏、陈皮、甘草,如二陈汤。

② 治痰饮之眩晕心悸,与桂枝、白术、甘草同用,如苓桂术甘汤。《金匮要略》:"心下有痰饮,胸胁支满,目眩,苓桂术甘汤主之。"

③ 治脾虚湿盛泄泻,可与莲子肉、砂仁、桔梗、白扁豆、人参、甘草、山药、白术、薏苡仁同用,如参苓白术散。

④ 治脾胃虚弱,倦怠乏力,常配伍人参、白术、甘草,如四君子汤。

3. 心悸失眠

治心脾两虚,气血不足之心悸、失眠、健忘,与白术、茯神、黄芪、龙眼肉、酸枣仁、人参、木香、炙甘草、当归、远志同用,如归脾汤(《内科摘要》)。

【配伍药对】

茯苓 薏苡仁 二药合用均可利水渗湿,健脾,用于水湿内停之水肿、小便不利及脾虚泄泻者。

茯苓 甘草 二药都有益气宁心的作用,可用于心脾不足之心悸、气短、面肢水肿等症。

茯苓 半夏 茯苓健脾渗湿,半夏燥湿化痰,相须为用,主要用于湿痰咳嗽。

【角药】

人参 白术 茯苓 有益气健脾、燥湿化痰的功效。主治脾虚不运之痰饮内停。症见:气短、食少乏力,便溏痞满,吐泻及脾虚水肿等。

茯苓 桂枝 甘草 具有温阳化气利水之功。配伍用见于《伤寒论》之茯苓甘草汤。适用于胃阳虚,水饮停心下之证。

茯苓 猪苓 泽泻 共奏利水渗湿之功。

茯苓皮 大腹皮 陈皮 有利水消肿、理气健脾的功效。主治脾虚湿盛之皮水。症见:一身悉肿,肢体沉重,心腹胀满,上气喘急,小便不利,以及妊娠水肿等,苔白腻,脉沉缓。

半夏 陈皮 茯苓 具有燥湿化痰、理气和中的功效。主治湿痰咳嗽。症见:咳嗽痰多色白,胸膈胀满,恶心呕吐,头眩心悸,舌苔白润,脉滑。

茯苓 白术 桂枝 共奏温阳利水化饮之效。主治饮邪所致之眩晕。症见:眩晕如坐船中,发作时呕吐清水,伴面色萎黄、虚浮,饮食不香,舌质淡、苔薄腻,脉弦滑。

白茅根 土茯苓 蒺藜 共奏清热利湿解毒、疏风平肝止痒之效。主治湿热下注、肝经风毒所致的带下量多、腰腹疼痛、阴疮、阴蚀等疾病。凡急慢性盆腔炎,滴虫性、真菌性阴道炎,外阴溃疡,外阴营养不良等疾患属湿热风毒所致者,用之效佳。

白矾 郁金 茯苓 共奏清心化痰开窍之效。主治癫痫。

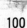

甘草　茯苓　杏仁　具有健脾利湿、化痰止咳的功效。主治痰湿蕴肺证。证见：咳嗽频作，咳声重浊，痰白黏稠，胸闷气短，食少纳呆，大便时溏，舌苔白腻，脉象濡滑。

【炮制、用法、用量】煎服，10～15 g，或入丸、散剂。

【用药禁忌】

1. 功善利水，长期服用有伤津耗液之弊，凡阴虚津亏者不宜单味药大量长期服用。

2. 孕妇慎用。

【临床医案】

毛某，女，37 岁。2019 年 3 月 17 日初诊：胸部憋闷 1 年余。患者平素劳累时出现胸部憋闷，休息后可缓解，伴自汗，气短，晨起咳少量白色泡沫痰，易感冒，情志不畅。

诊断：胸痹（心阳不振，痰浊痹阻证）。

治则：益气通阳，化痰宣痹。方药：薤白 15 g，瓜蒌 20 g，姜半夏 10 g，茯神 10 g，炙甘草 25 g，熟地黄 20 g，浮小麦 30 g，防风 10 g，桔梗 10 g，桂枝 15 g，厚朴 10 g，炒枳实 10 g，黄芪 20 g。4 剂，水煎服，3 次/日，早、晚饭后 1 小时服用。

2019 年 3 月 21 日二诊：患者精神情志渐佳，胸部憋闷无发作，自汗、气短减，睡眠、食欲稍有好转。上方加鸡内金 10 g，焦六神曲 10 g。4 剂，水煎服，3 次/日。

2019 年 3 月 25 日三诊：患者前日受凉后出现咳嗽，咳白色黏痰，伴胸闷，气短乏力。上方去茯神、炙甘草、浮小麦，加茯苓 15 g，生甘草 10 g，炒苦杏仁 15 g。4 剂，水煎服，3 次/日。

2019 年 3 月 29 日四诊：患者精神好转，胸闷、流涕止，咳嗽、气短减，痰少。上方去苦杏仁、炒枳实、生甘草，加炒白术 10 g，炙甘草 20 g，干姜 10 g，党参 10 g。4 剂，水煎服，3 次/日。

2019 年 4 月 2 日五诊：患者精神情志佳，咳嗽、咳痰止，偶气短、自汗。继服 3 剂。3 剂毕，患者无胸闷气短等症，精神、食欲好，二便调。

按：此病病机为心阳不振，阴寒痰浊上乘阳位，痹阻心脉所致。上焦阳虚，卫外不固，极易感寒受邪，加之胸痹日久，气机不畅，肺脾气虚，更助痰浊滋生。在敦煌大补心汤的基础上加角药甘草、茯苓、杏仁，祛湿化痰，肺脾同治。方中瓜蒌、薤白、桂枝、半夏强心通阳，祛痰散结；浮小麦、防风、黄芪、炙甘草益气健脾，固表止汗；厚朴、枳实行气散痹；桔梗载药上行直达病所。众药合用，共奏化痰散结、益气通阳之功。

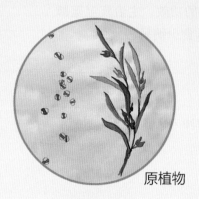

原植物

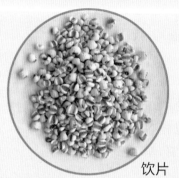

饮片

## 02 薏苡仁
### yì yǐ rén

本品首载于《神农本草经》，为禾本科植物薏米 *Coix lacryma-jobi* L. var. *ma-yuen*（Roman.）Stapf 的干燥成熟种仁。中国大部分地区均产，主产于福建、河北、辽宁等地。秋季果实成熟时采割植株，晒干，打下果实，再晒干，除去外壳、黄褐色种皮及杂质，收集种仁。生用或炒用。

【别名】薏米、苡仁、薏珠子、六谷米。

【药性】味甘、淡，性凉。归脾、胃、肺经。

【功效】利水渗湿，健脾止泻，除痹，清热排脓。

【应用】

1. 水肿、小便不利

① 治水湿内停之水肿、小便不利，常与茯苓、猪苓等药配伍。

② 治脾虚湿盛之水肿腹胀、小便不利，多与茯苓、白术、黄芪等药同用。

2. 脾虚泄泻

治脾虚湿盛之泄泻，常与人参、茯苓、白术等同用，如参苓白术散。

3. 湿痹

治湿痹而筋脉拘挛疼痛，与独活、防风、苍术同用，如薏苡仁汤。

4. 肺痈，肠痈

① 治肺痈咳吐腥臭脓痰，常与苇茎、冬瓜仁、桃仁等配伍，如苇茎汤。《金匮要略》："《千金》苇茎汤，治咳有微热，烦满，胸中甲错，是为肺痈。"

② 治肠痈腹痛，可与附子、败酱草同用，如薏苡附子败酱散。《金匮要略》："肠痈之为病，其身甲错，腹皮急，按之濡，如肿状，腹无积聚，身无热，脉数，此为腹内有痈脓，薏苡附子败酱散

主之。"

【配伍药对】

薏苡仁　白术　薏苡仁可健脾渗湿,白术可补气健脾,主要用于脾虚湿盛泄泻。

【角药】

杏仁　薏苡仁　白蔻仁　共奏宣畅气机、清利湿热之效。主治湿温初起之邪在气分、湿重于热,或暑温夹湿之证。症见:头痛身重,面色淡黄,胸闷不饥,午后身热,舌白不渴,脉濡。

【炮制、用法、用量】煎服,9～30 g。清利湿热宜生用,健脾止泻宜炒用。可煮粥食疗。

【用药禁忌】功善利湿,长期服用有伤津耗液,耗损人体正气之弊,阴液亏少者慎用。

【鉴别用药】茯苓　薏苡仁

|  | 茯苓　　薏苡仁 |
|---|---|
| 相同点 | 二药均具有利水渗湿、健脾止泻之功,治疗脾虚湿盛水肿、小便不利、泄泻等证。 |
| 不同点 | 薏苡仁性微寒,有清热排脓、除痹及解毒散结之功,可治肺痈、肠痈、湿热痹证及赘疣、癌肿。<br>茯苓味甘,性平,利水、健脾力强,兼有宁心安神之功,还可治惊悸、失眠、健忘等症。 |

## 第二节　利尿通淋药

本类药物多苦或甘淡,性寒凉,以利尿通淋为主要功效,主要用于下焦湿热所致小便短赤、热淋、血淋、石淋、膏淋等病证。

### 03 车前子 chē qián zǐ

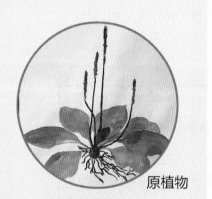

原植物

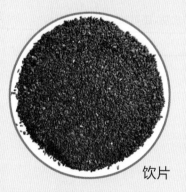

饮片

本品首载于《神农本草经》,为车前科植物车前 *Plantago asiatica* L. 或平车前 *Plantago depressa* Willd. 的干燥成熟种子。前者分布于中国各地,后者分布于北方各省。夏、秋二季种子成熟时采收果穗。晒干,搓出种子,除去杂质。生用或盐水炙用。

【别名】车前仁、盐车前子、前仁、车前实。

【药性】味甘,性寒。归肝、肾、肺、小肠经。

【功效】利尿通淋,渗湿止泻,清肝明目,清肺化痰。

【应用】

1. 淋证,水肿,小便不利

治湿热蕴结于膀胱所致的小便淋沥涩痛者,常与木通、滑石、瞿麦等同用,如八正散。

2. 泄泻

① 治小便不利之水泻,可单用本品研末,米饮送服。

② 治脾虚湿盛泄泻,可配白术、茯苓、泽泻等药同用。

3. 目赤肿痛,目暗昏花

① 治肝火上攻目赤肿痛,常与菊花、决明子等同用。

② 治肝肾阴亏,两目昏花,常与菟丝子等同用。

4. 痰热咳嗽

治肺热咳嗽痰多,常与黄芩、浙贝母等药同用。

【配伍药对】

车前子　白术　车前子利水渗湿,白术可健脾燥湿,主要用于脾虚湿盛泄泻。

车前子　海金沙　二药都能利水消肿、清泄湿热,用于水肿胀满,小便不利。

【角药】

葶苈子　紫苏子　车前子　共奏利水除饮之效。主治痰饮壅肺之咳嗽。

桑白皮　大腹皮　车前子　共奏降泻浊热、渗泻湿热、清热解毒、行气导滞、利水消肿之效。主治肾衰竭水肿。

【炮制、用法、用量】煎服,9~15 g;入丸、散剂,入煎剂包煎。

【用药禁忌】

1. 肾虚精滑及内无湿热者慎用。

2. 性滑利,有滑胎之弊,孕妇、先兆流产者禁大量单味药久服。

# 第三节 利湿退黄药

本类药物多味苦性寒凉，以清利湿热、利胆退黄为主要功效，主要用于湿热黄疸证，症见目黄、身黄、小便黄等。

## 04 茵陈
### yīn chén

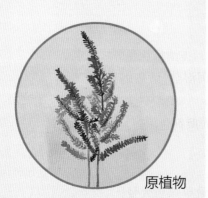

原植物

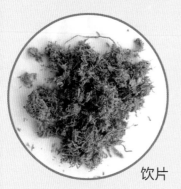

饮片

本品首载于《神农本草经》，为菊科植物滨蒿 *Artemisia scoparia* Waldst. et Kit. 或茵陈蒿 *Artemisia capillaris* Thunb. 的干燥地上部分。主产于陕西、山西、安徽等地。春季幼苗高 6～10 cm 时采收或秋季花蕾长成至初开时采割。净制晒干，生用。

【别名】茵陈蒿、绵茵陈、嫩茵陈、西茵陈。

【药性】味苦、辛，性微寒。归脾、胃、肝、胆经。

【功效】清利湿热，利胆退黄。

【应用】

1. 黄疸

其既可用于湿热之阳黄，亦可用于寒湿之阴黄。

① 若湿热郁蒸，身目发黄，黄色鲜明，小便短赤，常与栀子、大黄配伍，如茵陈蒿汤。《伤寒论》："阳明病，发热汗出者，此为热越，不能发黄也。但头汗出，身无汗，剂颈而还，小便不利，渴引水浆者，此为瘀热在里，身必发黄，茵陈蒿汤主之。"

② 对寒湿郁滞，黄色晦暗之阴黄，则须配伍附子、干姜等药，如茵陈四逆汤。

2. 湿温、湿疮、湿疹

① 治湿温、湿热并重者，与滑石、黄芩等同用，如甘露消毒丹。

② 治湿疮、湿疹，可单用或与苦参、白鲜皮、地肤子等同煎。

【角药】

茵陈　栀子　大黄　三者共奏泻肝胆、利三焦、通腑浊之效，使湿从二便分消，黄疸诸症自愈。

柴胡　白芍　茵陈　三药相伍疏中有柔、补中有清、疏柔清利、相辅相成，共奏降酶保肝之效。主治慢性肝病病程久远、肝郁血亏、湿邪留恋。

茵陈　紫河车　三七　三药相伍，集补益肝肾、利胆降酶、化瘀散结于一炉，用于早期肝硬化之肝脾肿大及白、球蛋白比值异常者。主治早期肝硬化之肝脾肿大。

【炮制、用法、用量】煎服，6～15 g。外用适量，煎汤熏洗。

【用药禁忌】

1. 脾胃虚寒、气虚便溏者不宜单味大量长期服用。

2. 蓄血发黄、热盛发黄及血虚萎黄者慎用。

# 第十章
# 温里药

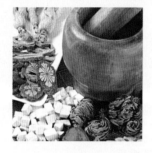

以温里祛寒为主要功效，用于治疗里寒证的药物，称为温里药。

本类药性温热味辛，主归脾、胃经，部分药兼入肾、肝、心、肺经。因其辛散温通，善走脏腑而能温里祛寒。本类药能温中散寒止痛，治寒邪直中脾胃或脾胃虚寒证；或能暖肝散寒止痛，用治寒滞肝经诸痛证；或能温肾助阳，用治肾阳不足证；或能温阳通脉，用治心肾阳虚证；或能温肺化饮，用治肺寒痰饮证。少数药能回阳救逆，用治亡阳证。

本类药物多辛热燥烈，易助火伤阴，凡实热证、阴虚火旺、津血亏虚者忌用；孕妇慎用。部分药物有毒，应注意炮制、用法及剂量，以免中毒。

温里药 {

性温热，归脾、胃经——温里散寒——主治脾胃寒证、寒滞肝经诸痛证、肾阳不足证、心肾阳虚证、肺寒痰饮证等，部分药物可用于亡阳证。
（附子、子姜、肉桂、吴茱萸、丁香、花椒）

注意事项：本类药物多辛燥烈，易助火伤阴，凡实热证、阴虚火旺、津血虚者忌用。孕妇慎用。部分药物有毒，应注意炮制、用法及剂量，以免中毒。

省略

## 01 附子 fù zǐ

本品首载于《神农本草经》,为毛茛科植物乌头 *Aconitum carmichaelii* Debx. 的子根的加工品。主产于四川、湖北、湖南等地。6 月下旬至 8 月上旬采挖。加工成"盐附子""黑顺片""白附片"三个品种。

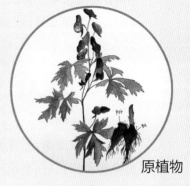

原植物

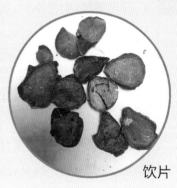

饮片

【别名】盐附子、黑顺片、白附子、淡附片、炮附片。

【药性】味辛、甘,性大热;有毒。归心、肾、脾经。

【功效】回阳救逆,补火助阳,散寒止痛。

【应用】

1. 亡阳证

① 治久病阳衰,阴寒内盛,或大汗、大吐、大泻所致四肢厥冷,脉微欲绝,可配伍干姜、甘草,如四逆汤。《伤寒论》:"吐利汗出,发热恶寒,四肢拘急,手足厥冷者,四逆汤主之。"

② 治亡阳兼气虚欲脱,常与人参同用,如参附汤。

2. 诸阳虚证

① 治心阳虚衰之胸痹心痛,心悸气短,可与桂枝、人参等药同用。

② 治脾阳不足,或脾肾阳虚之脘腹冷痛、恶心呕吐、大便溏泻,常与人参、白术、干姜、炙甘草同用,如附子理中丸。

③ 治肾阳虚衰之阳痿滑精、宫寒不孕、腰膝冷痛、夜尿频多,常与熟地黄、肉桂、山药、山茱萸、菟丝子、鹿角胶、枸杞子、当归、杜仲同用,如右归丸。

④ 治脾肾阳虚,水湿内停之肢体水肿、小便

不利,常与茯苓、芍药、生姜、白术同用,如真武汤。《伤寒论》:"少阴病,二三日不已,至四五日,腹痛,小便不利,四肢沉重疼痛,自下利者,此为有水气。其人或咳,或小便利,或下利,或呕者,真武汤主之。"

⑤卫阳虚,外感风寒,常配麻黄、细辛等药,如麻黄细辛附子汤。《伤寒论》:"少阴病,始得之,反发热,脉沉者,麻黄细辛附子汤主之。"

3. 寒湿痹证

治风寒湿痹,周身关节疼痛,尤善治寒痹者,可与桂枝、甘草等药同用,如甘草附子汤。《伤寒论》:"风湿相抟,骨节疼烦,掣痛不得屈伸,近之则痛剧,汗出短气,小便不利,恶风不欲去衣,或身微肿者,甘草附子汤主之。"

【配伍药对】

附子　干姜　二药均可回阳通脉,温暖脾阳,主要用于亡阳证及脾胃虚寒证。

附子　肉桂　二药均可温补肾阳,主要用于肾阳虚衰等证。

【角药】

麻黄　附子　炙甘草　具有助阳解表的功效,可用于少阴阳虚、外感风寒、太少两感。症见:恶寒身痛、无汗、微发热,脉沉微者;或水肿病身面水肿、气短、小便不利,脉沉而小。

大黄　附子　干姜　具有温补脾阳、攻下冷积的功效。主治脾阳不足,冷积便秘,或久痢赤白。症见:腹痛,手足不温,脉沉弦。

附子　干姜　炙甘草　共奏回阳救逆之功。主治少阳阳衰,阴寒内盛。症见:四肢厥逆,恶寒,呕吐,不口渴,腹痛,舌苔白滑,脉微。

白附子　白僵蚕　全蝎　有祛风化痰止痉之功。主治中风,口眼㖞斜。症见:面部、肌肉抽动。

附子　大黄　薤白　共奏泻下冷积之效。主治腹部冷痛、便泻、后重不爽,甚则夹有黏液、血便。

麻黄　细辛　附子　共奏温阳散寒解表之效。主治阳虚感寒证。症见:身虽发热,仍觉恶寒,尚需厚衣重被,神衰欲寐,精神萎靡,舌苔白滑或黑润,脉沉微细。

盐附子　麻黄　桂枝　共奏祛风散寒除湿之效。主治风寒湿痹。

附子　甘草　羚羊角　共奏平肝潜阳之效。主治肝阳上亢所致头痛寒热错杂,常法不效者。

独活　附子　酒　有散寒除湿、通痹止痛之效。本方主治缺失,以方测证为治疗寒湿痹痛之方。症见:关节、筋骨、肌肉冷痛麻木,重着难伸,遇寒加

百味中药

辨识与应用

BAIWEI ZHONGYAO
BIANSHI YU YINGYONG

重,遇热略减,行走不便,舌淡胖,脉弦迟。

【炮制、用法、用量】煎服,3~15 g,先煎,久煎,至口尝无麻辣感为度。

【用药禁忌】

1. 本品辛热燥烈,易伤阴动火,故热证、阴虚阳亢者忌用。

2. 不宜与半夏、瓜蒌、瓜蒌子、瓜蒌皮、天花粉、川贝母、浙贝母、平贝母、伊贝母、湖北贝母、白蔹、白及同用。

3. 孕妇忌用。

【中毒症状】

本品用之不当可见流涎,恶心、呕吐,腹泻,头昏眼花,口干,四肢及全身发麻,脉搏减缓,心律失常,血压下降,体温降低,呼吸抑制,肌肉麻痹和中枢神经功能紊乱等,严重者可致死亡。

【解救方法】

早期催吐,洗胃;有呼吸麻痹症状时及时使用呼吸兴奋剂,给氧;心跳缓慢而弱时可皮下注射阿托品;出现室性心律失常可用利多卡因。中药救治:轻度中毒者,用绿豆 60 g,黄连 6 g,甘草 15 g,生姜 15 g,红糖适量水煎后鼻饲或口服;还可用蜂蜜 50~120 g,用凉开水冲服;心律失常,可用苦参 30 g,煎水温服。严重中毒者,用大剂量阿托品解救;若与金银花、甘草、绿豆、生姜、黑豆等同用,疗效更佳。

（《中华临床中药学》第 2 版）

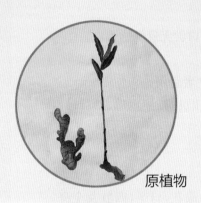

原植物

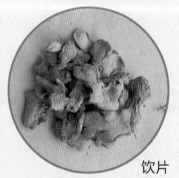

饮片

## 02 干姜
gān jiāng

本品首载于《神农本草经》，为姜科植物姜 *Zingiber officinale* Rosc. 的干燥根茎。主产于四川、贵州、湖北等地。均系栽培。冬季采挖。切片晒干或低温烘干。生用。

【别名】白姜、均姜。

【药性】味辛，性热。归脾、胃、肾、心、肺经。

【功效】温中散寒，回阳通脉，温肺化饮。

【应用】

1. 脾胃寒证

① 若属脾胃虚寒所致，常与党参、白术等药同用，如理中丸。《伤寒论》："大病差后，喜唾，久不了了，胸上有寒，当以丸药温之，宜理中丸。"

② 若外寒直中脾胃致实寒者，可单用本品，或与高良姜同用，如二姜丸。

2. 亡阳证

治阳气衰微四肢厥冷、脉微欲绝，与附子、甘草配伍，如四逆汤。《伤寒论》："吐利汗出，发热恶寒，四肢拘急，手足厥冷者，四逆汤主之。"

3. 寒饮喘咳

治寒饮伏肺之咳喘、形寒背冷、痰多清稀，常与细辛、五味子、麻黄等药同用，如小青龙汤。《伤寒论》："伤寒表不解，心下有水气，干呕发热而咳，或渴，或利，或噫，或小便不利，少腹满，或喘者，小青龙汤主之。"

【配伍药对】

干姜　高良姜　二药均可温中散寒，相须为用，主要用于胃寒腹痛，呕吐泄泻。

干姜　细辛　二药均可温肺化饮，用于寒痰停饮伏肺，咳喘，痰白质稀者。

干姜　五味子　干姜温肺化饮,五味子敛肺止咳,开合并用,主要用于治疗寒饮内停、肺气不降之咳喘。

【角药】

大黄　附子　干姜　具有温补脾阳、攻下冷积的功效。主治脾阳不足,冷积便秘,或久痢赤白。症见:腹痛,手足不温,脉沉弦。

半夏　干姜　黄芩　具有寒热平调、消痞散结之功。主治寒热互结之痞证。症见:心下痞、但满不痛,或呕吐、肠鸣下利,舌苔薄黄而腻。

附子　干姜　炙甘草　共奏回阳救逆之功。主治少阳虚衰、阴寒内盛。症见:四肢厥逆,恶寒、呕吐,不口渴,腹痛,舌苔白滑,脉微。

干姜　人参　半夏　共奏温中补虚、降逆止呕之功。主治妊娠及脾胃虚寒之呕吐。症见:妊娠剧烈呕吐,病程较久,呕吐物为清冷涎沫或清水,口淡无味、喜辛辣而恶生冷,精神萎靡,舌淡苔薄白,脉缓滑无力。

人参　干姜　白术　具有温中祛寒、补气健脾的功效。主治:中焦虚寒,自利不渴、呕吐腹痛、不欲饮食,以及霍乱等;小儿慢惊病后喜唾涎沫,以及胸痹等由中焦虚寒所致者。

赤石脂　干姜　吴茱萸　共奏温中祛寒、涩肠止痢之功。主治久痢、冷痢下脓血。症见:腹部胀满疼痛,食不消化,四肢乏力,舌淡、苔白,脉迟弱。

侧柏叶　干姜　艾叶　具有温经止血之功。主治吐血不止、面色萎黄、舌淡、脉虚无力。

干姜　细辛　五味子　具有温化寒痰、调畅气机之功。主治咳喘气急。症见:痰白而稀,口不渴,形寒怕冷,舌苔白滑,脉象浮紧。

【炮制、用法、用量】煎服,3～10 g。

【用药禁忌】

1. 阴虚内热、血热妄行者忌用。

2. 孕妇慎用。

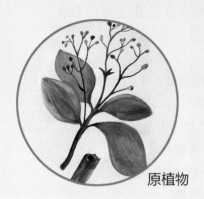

原植物

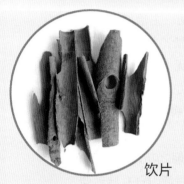

饮片

## 03 肉桂 ròu guì

本品首载于《神农本草经》，为樟科植物肉桂 *Cinnamomum cassia* Presl 的干燥树皮。主产于广东、广西、海南等地。多于秋季剥取，刮去栓皮，阴干。生用。

【别名】桂心、玉桂、官桂、紫桂。

【药性】味辛、甘，性大热。归肾、脾、心、肝经。

【功效】补火助阳，散寒止痛，温通经脉，引火归元。

【应用】

1. 肾阳虚证

治肾阳不足，命门火衰之腰膝冷痛、夜尿频多、阳痿、宫寒等，常与鹿角胶、杜仲、附子等温肾补阳药同用，如右归丸。

2. 寒凝诸痛证

① 治胸阳不振、寒邪内侵之胸痹心痛，常与附子、干姜等药同用。

② 治脾胃虚寒之脘腹冷痛、呕吐泄泻等，常与干姜等药同用。

③ 治肝经受寒所致寒疝腹痛，可与小茴香、吴茱萸等药同用。

④ 治风寒湿痹，常与独活、桑寄生、杜仲等药同用，如独活寄生汤。

3. 寒凝血瘀证

① 治冲任虚寒，寒凝血瘀之月经不调、痛经、闭经，常与川芎、桃仁等同用。

② 治阳虚寒凝阴疽，常与熟地、姜炭、生甘草、鹿角胶、白芥子、麻黄同用，如阳和汤。

## 4. 虚阳上浮

虚阳上浮,面赤、虚喘者,可单用本品。

此外,久病体虚,气血不足者,在补益气血方中加入少量本品,有鼓舞气血生长的作用。

【配伍药对】

肉桂　黄芪　肉桂鼓舞气血生长,黄芪补气养血,合用温阳益气通畅血脉,多用于气虚、阳虚及气血不足、阴疽等证。

【角药】

大黄　肉桂　代赭石　合用主治寒热夹杂之血证。症见:肝郁多怒,胃郁气逆,致吐血、衄血及呕吐之证屡服他药不效者。

知母　黄柏　肉桂　具有滋阴降火、清化下焦湿热之功。主治热在下焦血分。症见:口不渴而小便闭,肾虚蒸热、脚膝无力、阴痿阴汗、冲脉上冲而喘及下焦邪热。

益母草　牛膝　肉桂　共奏温肾活血通经之效,主治闭经。

五味子　桂心　白蔹　有清热散结、温肾固精的功用。主治阴疾、寒热错杂证。症见:妇女外阴不适,见红肿、瘙痒,带下黏稠色黄,或有异味,伴肢冷腰酸,眩晕耳鸣,大便不实,小便清长等。

高良姜　豆蔻子　桂心　有温阳散寒、化湿消食的功用。主治湿霍乱。症见:心腹结痛,吐利不休,或兼身疲畏寒,四肢逆冷,舌苔白腻,脉濡缓。

砂糖　桂心　皂荚　有化痰止咳、纳气平喘的功用。主治咳嗽、肺肾两虚证。症见:咳嗽气短,痰白黏稠,咳吐不利,喘促自汗,形寒肢冷,舌暗,脉沉细。

大黄　桂心　桃仁　有凉血活血、下瘀止痛的功用。主治:瘀热内结证,证见:身有刺痛,痛处不移,局部肿块、拒按,自觉发热,夜间为甚,出血,口干舌燥,大便秘结,小便短赤等;产后恶漏不绝之瘀热证,症见:血性恶露日久不尽,量少,色紫黯或深红、质稠、有血块,伴恶臭,小腹疼痛拒按,或同时伴有身热躁烦、口渴等。

肉桂　牛膝　当归　有活血逐瘀、温经散寒的功用。主治产后腹痛、血瘀寒凝证。症见:产后少腹坠胀冷痛,恶露不下或量少、有血块,色紫黯,伴畏寒喜暖,口唇紫黯,面色青白,四肢不温,舌质淡暗,或有瘀点、瘀斑,苔薄白,脉沉紧。

羌活　升麻　肉桂　有祛风散寒、温经通络的功用。主治外风中经证。症见:半身不遂,经脉挛急,手脚活动不利,口眼歪斜,肌肤麻木不仁等。

【炮制、用法、用量】煎服，1～5 g；宜后下或焗服。研末冲服，每次 1～2 g。官桂用量加倍。

【用药禁忌】

1. 阴虚火旺、里有实热者忌服。

2. 有血热旺行出血倾向者及孕妇慎用。

3. 不宜与赤石脂同用。

【鉴别用药】附子　干姜　肉桂

| | 附子　干姜　肉桂 |
|---|---|
| 相同点 | 三药均辛热，能温中散寒止痛，治疗脾胃虚寒证。 |
| 不同点 | 　　附子长于回阳救逆，治疗亡阳证，为回阳救逆第一要药；可补火助阳，上助心阳，中温脾阳，下补肾阳，可助卫阳，温一身之阳，治疗诸阳虚证；能散寒止痛，治疗寒痹。<br>　　干姜长于温中散寒，治疗脾胃寒证，为温中主药；能辅助附子回阳，用于亡阳证；能温肺化饮，用于寒痰咳喘。<br>　　肉桂长于补火助阳，多用于肾阳虚证，为治命门火衰要药；能散寒止痛，温经通脉，治疗心腹冷痛、寒疝作痛、寒痹腰痛、胸痹、阴疽等；能引火归元，用于虚阳上浮等；用于补气补血方中，鼓舞气血生长。 |

## 04 吴茱萸
### wú zhū yú

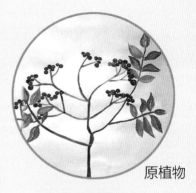

原植物

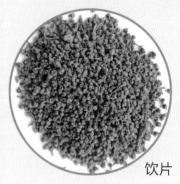

饮片

本品首载于《神农本草经》，为芸香科植物吴茱萸 *Euodia rutaecarpa*（Juss.）Benth.、石虎 *Euodia rutaecarpa*（Juss.）Benth. var. *officinalis*（Dode）Huang 或疏毛吴茱萸 *Euodia rutaecarpa*（Juss.）Benth. var. *bodinieri*（Dode）Huang 的干燥近成熟果实。主产于贵州、湖南、四川等地。8~11 月果实尚未开裂时采集。晒干或低温烘干。生用或制用。

【别名】吴萸、吴芋、左力、制吴茱萸、臭辣子树。

【药性】味辛、苦，性热；有小毒。归肝、脾、胃、肾经。

【功效】散寒止痛，降逆止呕，助阳止泻。

【应用】

1. 寒滞肝脉诸痛证

① 治肝经受寒，浊阴上逆之厥阴头痛，常配人参、生姜、大枣，如吴茱萸汤。

② 治寒侵肝脉，疝气疼痛，常与小茴香、川楝子等药同用，如导气汤。

③ 治冲任虚寒，瘀血阻滞之少腹疼痛，常与桂枝、川芎、当归等药同用，如温经汤。《金匮要略》："妇人年五十所，病下利数十日不止。暮即发热，少腹里急，腹满，手掌烦热，唇口干燥，何也？师曰：此病属带下。何以故？曾经半产，瘀血在少腹不去。何以知之？其证唇口干燥，故知之，当以温经汤主之。"

④ 治寒湿脚气肿痛，常与槟榔、苏叶等药同用，如鸡鸣散。

2. 呕吐吞酸

治肝火犯胃、肝胃不和之胁痛口苦、呕吐吞酸，常与黄连同用，即左金丸。

3. 虚寒泄泻

治脾肾阳虚之五更泄泻,常与补骨脂、肉豆蔻、五味子同用,即四神丸。

【配伍药对】

吴茱萸 生姜 二药都有降逆止呕之功,相配则止呕作用更佳。主要用于胃寒呕吐、少阴吐利。

吴茱萸 木瓜 吴茱萸暖肝散寒止痛,木瓜除湿、舒筋通络,相配可用于寒湿脚气、小腹胀满冷痛等。

【角药】

黄连 吴茱萸 白芍 具有清化湿热、缓急止痛功效。主治胃痛吐酸、腹痛泄泻、湿热泻痢、大便不畅、腹中挛急,舌苔薄白或薄黄,脉弦。

赤石脂 干姜 吴茱萸 共奏温中祛寒、涩肠止痢之功。主治久痢、冷痢下脓血、腹部胀满疼痛、食不消化、四肢乏力,舌淡,苔白,脉迟弱。

吴茱萸 人参 大枣 共奏暖肝降逆之效。主治肝寒气逆所致胁肋疼痛、胃中嘈杂、恶心呕吐、胃中发酸。

吴茱萸 生姜 大槟榔 共奏散寒除湿、降浊消肿之效。主治脚气冲心危证。症见:心悸气喘,面唇青紫,神志恍惚,恶心呕吐,脚胫浮肿,尿少或无尿等。

【炮制、用法、用量】煎服,2～5 g。外用适量。

【用药禁忌】

1. 本品有小毒,较大剂量可引起腹痛、腹泻,并可引起视力障碍及错觉。

2. 辛热燥烈,易耗气动火,故不宜多用、久服,阴虚有热者忌用。

3. 孕妇慎用。

## 05 丁香 dīng xiāng

本品首载于《雷公炮炙论》，为桃金娘科植物丁香 *Eugenia caryophyllata* Thunb. 的干燥花蕾，习称公丁香。主产于坦桑尼亚、马来西亚、印度尼西亚；我国广东、海南、广西等地也有栽培。通常在9月至次年3月，花蕾由绿转红时采摘。晒干。生用。

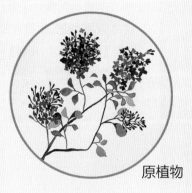

原植物

【别名】公丁香、雄丁香。

【药性】味辛，性温。归脾、胃、肺、肾经。

【功效】温中降逆，补肾助阳。

【应用】

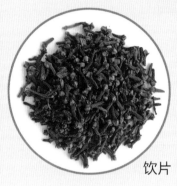

饮片

1. 脾胃虚寒，呕吐呃逆

① 治虚寒呕吐、呃逆，常与柿蒂、生姜等药同用，如丁香柿蒂汤。

② 治脾胃虚寒、脘腹冷痛、食少吐泻，常与白术、高良姜等药同用，为治胃寒呕逆之要药。

2. 肾阳虚证

治肾阳虚衰之阳痿宫冷、腰膝酸痛，常与淫羊藿、巴戟天、附子等药同用。

【配伍药对】

丁香 柿蒂 二药都能温胃降逆止呕，相配主要用于胃寒呕逆。

丁香 肉桂 二药均有温肾助阳之功，相配主要用于肾阳虚证，阳痿，宫冷不孕，腰膝酸痛。

【角药】

木香 丁香 檀香 共奏行气健脾、温中和胃之功。主治脾胃气滞。症见：宿冷不消、胃脘疼痛、恶心呕吐，舌淡苔白，脉沉。

丁香 生姜 柿蒂 共奏温中益气、降逆止呃之功。主治胃气虚寒证。症见：呃逆不已，胸痞，脉迟等。

木香　沉香　丁香　共奏温阳祛寒、健脾理气之功。主治脾胃虚冷。症见：心腹疼痛、脘腹胀满、畏寒肢冷，舌淡苔白，脉沉细迟缓。

【炮制、用法、用量】煎服，1～3 g。内服或研末外敷。

【用药禁忌】

1. 本品辛温，凡热证及阴虚内热者忌用。过量服用可引起中毒，不可过量服用。

2. 不宜与郁金同用。

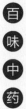

## 06 花椒
### huā jiāo

本品首载于《神农本草经》，为芸香科植物青椒 *Zanthoxylum schinifolium* Sieb. et Zucc. 或花椒 *Zanthoxylum bungeanum* Maxim. 的干燥成熟果皮。中国大部分地区均产，但以四川产者为佳，故名川椒、蜀椒。秋季采收。生用或炒用。

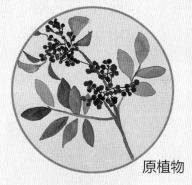

原植物

【别名】蜀椒、点椒、川椒、南椒。

【药性】味辛，性温。归脾、胃、肾经。

【功效】温中止痛，杀虫止痒。

【应用】

1. 脾胃寒证

脾胃虚寒所致脘腹冷痛、呕吐，常与干姜、人参、饴糖同用，如大建中汤。《金匮要略》："心胸中大寒痛，呕不能饮食，腹中寒，上冲皮起，出见有头足，上下痛而不可触近，大建中汤主之。"

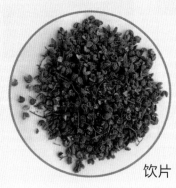

饮片

2. 湿疹瘙痒，阴痒，蛔虫腹痛

① 治湿疹瘙痒、阴痒，可单用，或与苦参、黄柏、地肤子等药煎汤外洗。

② 治蛔厥腹痛、手足厥冷，常与乌梅、黄连、黄柏、附子、干姜、桂枝、细辛、人参、当归等药同用，如乌梅丸。《伤寒论》："伤寒，脉微而厥，至七八日，肤冷，其人躁，无暂安时者，此为脏厥，非蛔厥也。蛔厥者，其人当吐蛔。令病者静，而复时烦者，此为脏寒。蛔上入膈，故烦，须臾复止，得食而呕，又烦者，蛔闻食臭出，其人常自吐蛔。蛔厥者，乌梅丸主之。"

【炮制、用法、用量】煎服，3～6 g。外用适量，煎汤熏洗。

【用药禁忌】阴虚内热者慎用。孕妇慎用。

# 第十一章
# 理 气 药

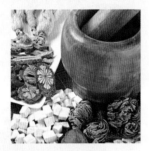

以疏理气机为主要功效，用于治疗气滞证或气逆证的药物，称为理气药。理气药中行气作用强者，又称破气药。

本类药物多辛香苦温，辛香行散，味苦降泄，性温通行，主归脾、胃、肝、肺经。善调畅气机，具有行气之功，部分药物还兼有降气作用。适用于肝郁气滞之胁肋胀痛、急躁易怒、情志不舒、疝气疼痛、月经失调、乳房胀痛等；脾胃气滞之脘腹胀满疼痛、食欲不振、嗳气吞酸、恶心呕吐、大便秘结或泻痢不爽等；肺气壅滞之胸闷不畅、咳嗽气喘、胸痹心痛等；以肺胃气机上逆为主的气逆证，多见呕恶喘逆等症状。

本类药物药性多属辛温香燥之品，有耗气伤阴之弊，故气阴不足者忌用。破气药作用峻猛而更易耗气，故孕妇慎用。因含芳香挥发性成分，故入汤剂不宜久煎。

理气药 {

味辛、苦，性温，归脾、胃、肝、肺经——疏理气机——主治肝郁气滞证、脾胃气滞证、肺气壅滞证、气逆证等。
（陈皮、枳实、木香、香附、川楝子）

注意事项：本类药物药性多属辛温香燥之品，有耗气伤阴之弊，故气阴不足者忌用。破气药作用峻猛而更易耗气，故孕妇慎用。因含芳香挥发性成分，故入汤剂不宜久煎。

## 陈皮
### chén pí

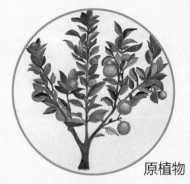

原植物

本品首载于《神农本草经》,为芸香科植物橘 *Citrus reticulata* Blanco 及其栽培变种的干燥成熟果皮。主产于广东、福建、四川等地,产于广东新会者称为新会皮、广陈皮。秋季果实成熟时采收,晒干或低温干燥,切丝生用。以陈久者为佳。

【别名】橘皮、红皮、广皮、新会皮、贵老。

【药性】味苦、辛,性温。归脾、肺经。

【功效】理气健脾,燥湿化痰。

【应用】

1. 脾胃气滞证

① 治寒湿中阻之脾胃气滞,脘腹胀痛,恶心呕吐,常与苍术、厚朴等配伍,以燥湿行气,运脾和胃,如平胃散。

② 治脾虚气滞,脘腹胀痛,喜按,不思饮食,便溏,常与白术、党参等配伍,如异功散。

2. 痰湿壅滞证

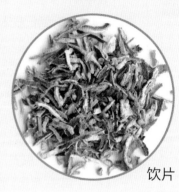

饮片

① 治湿痰咳嗽,胸闷气促,呕吐痰涎,色白量多,常与半夏、茯苓、甘草配伍,如二陈汤。

② 治寒痰咳嗽,痰多清稀,常与细辛、干姜等配伍。

【配伍药对】

陈皮 白术 二药均有燥湿作用,陈皮偏理气健脾,白术偏健脾燥湿,二药合用可用于脾虚湿滞之脘腹胀满,恶心呕吐。

陈皮 半夏 二药均可燥湿化痰,主要用于湿痰咳嗽。

【角药】

陈皮 砂仁 木香 共奏健脾化痰、行气止痛之功。主治脘腹胀痛。症见:呕吐痞闷、不思饮食、消瘦倦怠，舌淡苔薄，脉沉。

香附　紫苏　陈皮　共奏疏散风寒、理气和中之功。主治外感风寒、气郁不舒。症见：恶寒身热、头痛无汗、胸痞脘闷、不思饮食，舌苔薄白，脉浮。

三七　陈皮　丹参　共奏活血化瘀止痛。主治胸痹。症见：胸痛，胸闷，舌红苔薄脉弦细。

苍术　厚朴　陈皮　共奏燥湿运脾、行气和胃之功。主治湿困脾胃、运化失常。症见：脘腹胀满、口淡食少、呕吐恶心、暖气吞酸、倦怠嗜卧、身重酸楚、大便溏薄，舌苔白腻而厚，脉缓。

茯苓皮　大腹皮　陈皮　具有利水消肿、理气健脾的功效。主治脾虚湿盛之皮水。症见：一身悉肿、肢体沉重、心腹胀满、上气喘急、小便不利，以及妊娠水肿等，苔白腻，脉沉缓。

半夏　陈皮　茯苓　具有燥湿化痰、理气和中的功效。主治湿痰咳嗽。症见：咳嗽痰多色白、胸膈胀满、恶心呕吐、头眩心悸，舌苔白润，脉滑。

枳实　白术　陈皮　具有健脾理气消痞的功效。主治脾虚气滞、饮食停聚、脘腹痞满、不思饮食，舌淡苔白之证。

桔梗　陈皮　枳壳　共奏理气健脾、行气消胀之效。主治胃脘胀满。

【炮制、用法、用量】煎服，3～10 g。

【鉴别用药】陈皮　青皮

| | 陈皮　　青皮 |
|---|---|
| 相同点 | 二药具辛、温之性，具有理气止痛之功，主治脾胃气滞之脘腹胀痛、不思饮食。 |
| 不同点 | 　陈皮行气力缓，长于理脾肺之气而健脾和中、燥湿化痰，凡脾失健运之胸腹胀满、食少呃逆均可应用；还可用于湿痰、寒痰等证。<br>　青皮药力较强，偏于疏肝破气，除坚散结，消积化滞。主治肝气郁结之胁肋疼痛、乳房胀痛肿块、疝痛以及癥瘕痞块、饮食积滞之脘腹胀满等证。 |

# 枳实
**zhǐ shí**

本品首载于《神农本草经》，为芸香科植物酸橙 *Citrus aurantium* L. 及栽培变种或甜橙 *Citrus sinensis* Osbeck 的干燥幼果。主产于四川、江西、福建等地。5～6 月期间采收，横切成两半，晒干或低温干燥。切薄片，生用或麸炒用。

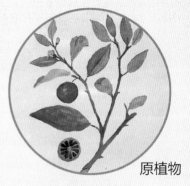

原植物

【别名】江枳实、川枳实、炒枳实。

【药性】味苦、辛、酸，性微寒。归脾、胃经。

【功效】破气消积，化痰散痞。

【应用】

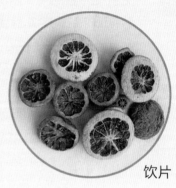

饮片

1. 胃肠气滞证

① 治脾胃虚弱，脘腹痞满胀闷，与白术配伍，如枳术丸。

② 若治热结便秘，痞满胀痛，可与大黄、芒硝、厚朴等配伍，如大承气汤。《伤寒论》："阳明病，脉迟，虽汗出不恶寒者，其身必重，短气，腹满而喘，有潮热者，此外欲解，可攻里也。手足濈然汗出者，此大便已鞕也，大承气汤主之。"

③ 用治湿热积滞，脘痞腹满或泻痢后重，与大黄、黄连、黄芩、六神曲、白术、茯苓、泽泻配伍，如枳实导滞丸。

2. 痰阻气滞证

① 治痰浊阻闭，胸痹心痛，常与薤白、桂枝、瓜蒌、厚朴配伍，如枳实薤白桂枝汤。《金匮要略》："胸痹心中痞，留气结在胸，胸满，胁下逆抢心，枳实薤白桂枝汤主之，人参汤亦主之。"

② 治痰热结胸，可与瓜蒌、半夏、黄连等药同用。

此外，本品还可用治脾气虚、中气下陷之胃下垂、子宫脱垂、脱肛等脏器下垂证。

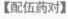

【配伍药对】

枳实　白术　二药均有燥湿作用,陈皮偏理气健脾,白术偏健脾燥湿,二药合用可用于脾虚湿滞,脘腹胀满,恶心呕吐。

枳实　半夏　二药均可燥湿化痰,主要用于湿痰咳嗽。

【角药】

大黄　厚朴　枳实　具有泻热通便、消滞除满、开胸泄饮的功效。主治热结、气秘、食积、支饮等证。症见:腹满便秘,舌苔老黄,脉滑而疾。

柴胡　枳实　芍药　具有透邪解郁、疏肝理气的功效。主治:阳郁厥逆证。症见:手足不温,或身微热,或咳,或小便不利,或腹痛,或泄泻,脉弦;肝脾不和证,症见:胁肋胀闷、脘腹疼痛、脉弦。

木香　砂仁　枳实　共奏行气化湿、消胀止痛之效。主治气滞湿阻证。症见:腹部胀大、按之不坚、纳呆食少、食后作胀、嗳气后稍减,舌苔白腻,脉滑。

橘皮　枳实　生姜　共奏宣通降逆、行气散水之功。主治气郁痰阻胸痹证。症见:胸中气塞、呼吸短促、气逆痞满,甚则呕吐,或咯吐浊痰而色白,舌苔白腻,脉沉滑。

焦山楂　枳实　槟榔　具有消食导滞之功。主治食积郁热证。症见:腹部胀满、大便秘结、手足心热,舌苔厚腻、舌质红赤。

枳实　白术　陈皮　具有健脾理气消痞的功效。主治脾虚气滞。症见:饮食停聚、脘腹痞满、不思饮食,舌淡苔白。

枳实　升麻　柴胡　三药合用共奏升举中阳之效,主治中气下陷之证。

【炮制、用法、用量】煎服,3~10 g。炒后药性较平和。

【用药禁忌】本品消积破气之力较强,脾胃虚弱、久病体虚、食少者及孕妇慎用。

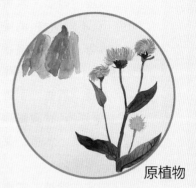

原植物

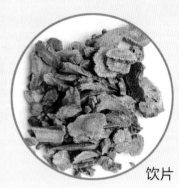

饮片

## 03 木香 mù xiāng

本品首载于《神农本草经》,为菊科植物木香 *Aucklandia lappa* Decne. 的干燥根。主产于云南、广西、四川等地。秋、冬季采挖,晒干或烘干后去粗皮。生用或煨用。

【别名】广木香,云木香。

【药性】味辛、苦,性温。归脾、胃、大肠、胆、三焦经。

【功效】行气止痛,健脾消食。

【应用】

1. 脾胃气滞证

① 治脾虚气滞,脘腹胀满,食少便溏,常与陈皮、白术、党参等配伍,如香砂六君子汤。

② 治食积气滞,可与砂仁、枳实、白术等同用,如香砂枳术丸。

2. 大肠气滞证

治湿热壅结大肠,泻痢后重,常与黄连配伍,如香连丸。

3. 湿热黄疸

治湿热黄疸,常与茵陈、大黄、金钱草等配伍。

【配伍药对】

木香　白术　木香行气消积止痛,白术补气健脾,相配主要用于脾虚食积气滞。

木香　槟榔　二药合用消积导滞,行气止痛,主要用于胃肠积滞、脘腹胀满疼痛。

【角药】

木香　砂仁　枳实　共奏行气化湿、消胀止痛之效。主治气滞湿阻证。症见:腹部胀大、按之不坚、纳呆食少、食后作胀、嗳气后稍减,舌苔白腻,脉滑。

陈皮　砂仁　木香　共奏健脾化痰、行气止痛之效。主治脘腹胀痛、呕吐痞闷、不思饮食、消瘦倦怠，舌淡苔薄，脉沉。

木香　丁香　檀香　共奏行气健脾、温中和胃之效。主治脾胃气滞。症见：宿冷不消、胃脘疼痛、恶心呕吐，舌淡苔白，脉沉。

木香　沉香　丁香　共奏温阳祛寒、健脾理气之功。主治脾胃虚冷。症见：心腹疼痛、脘腹胀满、畏寒肢冷，舌淡苔白、脉沉细迟缓。

桑白皮　木香　莱菔子　三药合用，共奏宣肺理气、消食通便之效。主治肺热便秘。

白术　党参　木香　共奏益气健脾、和胃养心之效。主治心胃之病，如冠心病。症见：胸闷腹胀、嗳气呃逆。

川芎　檀香　广木香　共奏活血开郁，行气止痛之效。

【炮制、用法、用量】煎服，3～6 g。生用行气力强，煨用宜于止泻。

【用药禁忌】本品辛温香燥，易伤阴血，故阴虚、津亏、火旺者慎服。

## 04 香附 xiāng fù

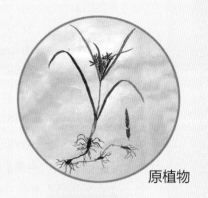

原植物

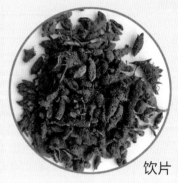

饮片

本品首载于《名医别录》，为莎草科植物莎草 *Cyperus rotundus* L. 的干燥根茎。主产于广东、河南、山东等地。秋季采挖。生用，或醋炙用。用时捣碎。

【别名】莎草根、香附子、三棱草根、雷公头、香附米。

【药性】味辛、微苦、微甘，性平。归肝、脾、三焦经。

【功效】疏肝解郁，理气宽中，调经止痛。

【应用】

1. 肝郁气滞证

① 治肝气郁结，胁肋胀痛，常与柴胡、陈皮、甘草、枳壳、白芍、川芎等配伍，如柴胡疏肝散。

② 治气血痰火湿食郁所致的脘腹胀痛、嗳腐吞酸、恶心呕吐、常与苍术、栀子、川芎、神曲配伍，如越鞠丸。

③ 治寒凝气滞、肝寒犯胃之胃脘疼痛，常与高良姜配伍，如良附丸。

2. 月经不调，痛经，乳房胀痛

治肝郁气滞之月经不调、痛经、乳房胀痛，可与柴胡、当归、川芎等配伍，如香附芎归汤。

【配伍药对】

香附　木香　二药均可行气止痛，相配主要用于肝脾气滞之脘腹疼痛、消化不良、吐泻等证。

香附　柴胡　二药均可疏肝行气，合用常用于肝郁气滞之月经不调、痛经等。

香附　当归　香附疏肝调经止痛，当归可补血活血调经止痛，相配主要用于肝郁血滞之月经不调、痛经等证。

【角药】

砂仁　香附　甘草　共奏理气畅中、和胃降逆之效。主治脘腹胀满、胸膈噎塞、噫气吞酸、胃中痰逆呕吐，以及宿酒不解、不思饮食。

香附　紫苏　陈皮　共奏疏散风寒、理气和中之效。主治外感风寒、气郁不舒。症见：恶寒身热、头痛无汗、胸痞脘闷、不思饮食，舌苔薄白，脉浮。

香附　五灵脂　牵牛子　共奏顺气行水、消痰逐饮、活血散瘀、脱敏平喘之效。主治支气管哮喘、皮肤过敏。

【炮制、用法、用量】煎服，6～10 g。

【鉴别用药】木香　香附

| | 木香　　香附 |
|---|---|
| 相同点 | 二药均能理气止痛，治疗脾胃气滞所致的脘腹胀痛、食少。 |
| 不同点 | 香附药力平和，主入肝经，长于疏肝解郁、调经止痛，主治肝郁气滞之胁肋胀痛、乳房胀痛、月经不调、痛经等，为"妇科调经要药"。<br>木香药性偏燥，主入脾、胃、大肠经，善行脾胃及大肠气滞，用于脘腹胀痛、食积不化、泻利，里急后重等，为"胃肠气滞之要药"。木香还能疏肝胆之气滞，治疗胁痛、黄疸、疝气疼痛。 |

# 05 川楝子
## chuān liàn zi

本品首载于《神农本草经》，为楝科植物川楝 *Melia toosendan* Sieb. et Zucc. 的干燥成熟果实。产于南方，主产于四川。冬季采收，干燥。生用或麸炒用。用时打碎。

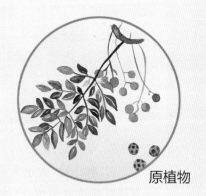

原植物

【别名】楝实、金铃子、苦楝子。

【药性】味苦，性寒，有小毒。归肝、小肠、膀胱经。

【功效】疏肝泄热，行气止痛，杀虫。

【应用】

1. 气郁化火，胁肋疼痛

治肝郁化火之胁肋胀痛，常与延胡索配伍，如金铃子散。

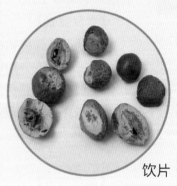

饮片

2. 虫积腹痛，头癣

治蛔虫腹痛，可与槟榔、使君子等配伍；疗癣，可单用，也可以油调膏外涂。

【配伍药对】

川楝子　延胡索　川楝子疏肝泄热，延胡索活血行气止痛，二药合用可行气活血止痛，主要用于胸胁、胃脘、少腹气滞血瘀所致疼痛。

川楝子　小茴香　川楝子疏肝行气，小茴香暖肝肾、散寒行气，合用主要治疗寒湿腹痛、寒疝作痛。

川楝子　香附　川楝子疏肝行气，香附疏肝解郁，合用主要治疗肝气郁滞之胁肋胀痛、乳房胀痛等。

【角药】

延胡索　川楝子　白芷　具有疏肝和胃清热、行气活血止痛的功效。主治胃脘胀痛、痛引胁肋、中脘嘈杂、嗳气频作、口苦等证。

川楝子　乌药　延胡索　三药合用，能使全身气血调和、胞脉通畅，则疼痛可止。主治盆腔炎及气滞血瘀引起的腹痛。

　　【炮制、用法、用量】煎服，5～10 g，炒用寒性降低。外用适量，研末调涂。本品有毒，不宜大量长期服用，以免蓄积中毒。

　　【用药禁忌】

　　1. 本品苦寒，脾胃虚寒者忌用。

　　2. 孕妇忌用。

　　3. 有小毒，大量久服，可引起肝损伤，甚至发生中毒性肝炎，肝功能低下者或肝病患者忌用，婴幼儿、老年人慎用。

　　【中毒症状】

　　1. 神经系统症状：头痛目眩，复视，向心性视野缩小，说话困难，呼吸不畅，震颤痉挛抽搐，或四肢麻木，周身软弱无力。

　　2. 消化系统症状：恶心呕吐，腹痛腹泻，黄疸，中毒性肝炎。

　　3. 循环系统症状：心律失常，心肌损害，血压下降，休克，伴见便血、尿血等。

（《中华临床中药学》第 2 版）

　　【解救方法】

　　1. 催吐、洗胃、导泻。洗胃可用高锰酸钾溶液，也可服用活性炭、藕粉或蛋清。

　　2. 中毒轻者可选用绿豆 120 g、甘草 15 g，煎汤频服。

# 第十二章
# 消食药

以消积导滞，促进消化为主要功效，用于治疗饮食积滞证的药物，称为消食药。

本类药物性味多甘、平，主归脾、胃二经，具有消积导滞、运脾开胃的作用。适用于饮食积滞引起的脘腹胀满、嗳腐吞酸、恶心呕吐、不思饮食、大便失常，以及脾胃虚弱之消化不良等证。

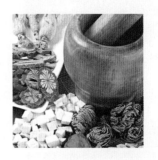

消食药虽作用缓和，但部分药物也有耗气之弊，对于气虚食积者当以调养脾胃为主，消食药不宜过用久服，以免耗伤正气。对于病情急重者，消食药缓不济急，应用其他药物或方法予以治疗。

消食药 ┤

性味多甘平，归脾、胃经，具有消积导滞、运脾开胃的作用，用于饮食积滞引起的脘腹胀满、嗳腐吞酸及脾胃虚弱之消化不良等证。

（山楂、莱菔子、鸡内金）

注意事项：消食药不宜过用久服，以免耗伤正气。对于病情急重者，消食药缓不济急，应用其他药物或方法予以治疗。

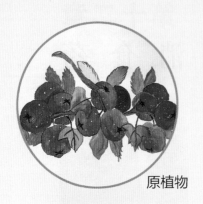

原植物

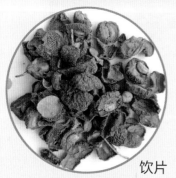

饮片

本品首载于《神农本草经集注》，为蔷薇科植物山里红 *Crataegus pinnatifida* Bge. var. *major* N. E. Br. 或山楂 *Crataegus pinnatifida* Bge. 的干燥成熟果实。主产于中国山东、河南、河北等地，以山东产量最大，质佳。秋季果实成熟时采收。切片，干燥。生用或炒用。

【别名】映山红果、棠球子、鼠查、海红、赤爪实。

【药性】味酸、甘，性温。归脾、胃、肝经。

【功效】消食健胃，行气散瘀。

【应用】

1. 食积证

治饮食积滞之脘腹胀满、嗳气吞酸、腹痛便溏者，尤善消肉食积滞，可配伍神曲、麦芽等，如大山楂丸。

2. 泻痢腹痛

① 治一般伤食腹痛泄泻，可单用本品研细粉，加糖冲服。

② 治脾虚食滞、纳少体倦、腹胀腹泻、便下稀薄如水，或嗳腐吞酸、腹胀腹痛、便溏秽臭，可配人参、白术、茯苓等，如启脾丸。

③ 治痢疾初起，或红或白，里急后重，身热腹痛，常配伍黄连、苦参等。

3. 血瘀证

① 治妇人产后瘀阻腹痛、恶露不尽或痛经经闭，常与当归、香附、红花等药配伍。

② 治瘀滞胸痹心痛，可与川芎、桃仁、红花等活血化瘀药同用。

此外，山楂尚有化浊降脂作用，可用于高脂

血症。还可用治疝气作痛,可与橘核、荔枝核等药同用。

【角药】

生山楂　泽泻　何首乌　具有化湿活血降脂的功效。主治高脂血证。症见:体胖、乏力、便秘,舌黯苔腻。

山楂　神曲　麦芽　具有消积化滞的功效。主治食积证。症见:厌食、脘腹痞满、胀痛纳呆、嗳腐吞酸,舌苔厚腻。

焦山楂　枳实　槟榔　具有消食导滞的功效。主治食积郁热证。症见:腹部胀满、大便秘结、手足心热,舌苔厚腻、舌质红赤。

山楂　乌梅　白果　三者相合,共奏消食化滞收涩,减少乳络内分泌物产生之效。主治浆细胞性乳腺炎。

山楂　麦芽　草决明　共奏疏肝清肝、降气泻火、平肝降压之效。主治相火过旺,头目眩晕,有高血压倾向者。

何首乌　山楂　荷叶　共奏祛痰泻浊、活血通脉之效。主治痰瘀阻遏之高脂血证。

【炮制、用法、用量】煎服,9～12 g。大剂量可用至 30 g。生山楂多用于消食散瘀;焦山楂多用于止泻止痢。

【用药禁忌】脾胃虚弱而无积滞者或胃酸分泌过多者均慎用。

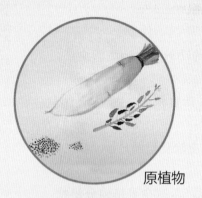
原植物

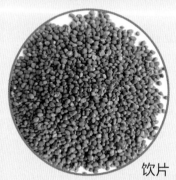
饮片

## 02 莱菔子 lái fú zǐ

本品首载于《日华子本草》,为十字花科植物萝卜 *Raphanus sativus* L. 的干燥成熟种子。中国各地均产。夏季果实成熟时采割植株,晒干,搓出种子,除去杂质,再晒干。生用或炒用,用时捣碎。

【别名】萝卜子。

【药性】味辛、甘,性平。归脾、胃、肺经。

【功效】消食除胀,降气化痰。

【应用】

1. 食积气滞证

治食积气滞之脘腹胀满或疼痛、嗳气吞酸等证,常与山楂、神曲、橘皮等药配伍。

2. 痰壅喘咳证

治痰涎壅盛,气喘咳嗽、胸闷食少,可单用本品研末服,也可与白芥子、苏子同用,如三子养亲汤。

【角药】

苏子 白芥子 莱菔子 具有降气平喘、化痰消食的功效。主治寒痰夹食证。症见:咳嗽喘逆、痰多色白、胸闷痞满、食少难消,舌苔白腻,脉滑等。

桑白皮 木香 莱菔子 三药合用,共奏宣肺理气、消食通便之效。主治肺热便秘。

【炮制、用法、用量】煎服,5~12 g。生用长于祛痰;炒用长于消食除胀。

【用药禁忌】

1. 辛散耗气,气虚及无食积、痰滞者慎用。

2. 脾虚而无食积者不宜服用。

3. 不宜与人参同用。

## 03 鸡内金 jī nèi jīn

本品首载于《神农本草经》，为雉科动物家鸡 *Gallus gallus domesticus* Brisson 的干燥沙囊内壁。杀鸡后，取出鸡肫，立即剥下内壁，洗净，干燥。生用、炒用或醋制入药。

【别名】鸡肫皮、鸡黄皮、鸡合子、化骨胆。

【药性】味甘，性平。归脾、胃、小肠、膀胱经。

【功效】消食健胃，固精止遗，通淋化石。

【应用】

1. 饮食积滞，小儿疳积

① 治食积较重者，常与山楂、麦芽等同用。

② 治食积较轻者，可单用。

③ 治小儿脾虚疳积，常与白术、山药、使君子等药同用。

2. 遗精遗尿

① 治肾虚遗精，可单味研末，温酒送服，或与菟丝子、芡实、莲子等药配伍。

② 治肾虚遗尿，常与菟丝子、桑螵蛸等药配伍。

3. 石淋涩痛，胆胀胁痛

① 治砂石淋证，小便涩痛，常与金钱草、海金沙、车前子等配伍。

② 治肝胆结石之胁肋胀痛，常与金钱草、郁金、茵陈等同用。

【角药】

金钱草　海金沙　鸡内金　具有清热通淋、排石的功效。主治肝胆和泌尿系结石。症见：阵发性腰痛、少腹急满、小便频数、短赤、溺时涩痛难忍、淋漓不爽，苔黄腻。

桔梗　白芍　鸡内金　三药合用，共奏补肺调肝健脾止遗之效。主治遗尿。

【炮制、用法、用量】煎服，3～10 g；研末服，每次 1.5～3 g，研末效果优于煎剂。

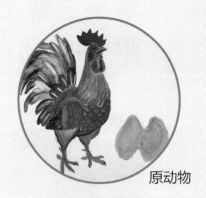

原动物

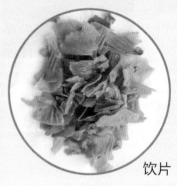

饮片

# 第十三章
# 驱虫药

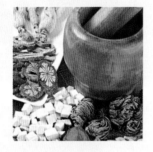

以杀死或麻痹人体寄生虫为主要功效，用于治疗虫证的药物，称为驱虫药。

本类药物多具毒性，主要入脾、胃、大肠经。对人体内的寄生虫，特别是肠道寄生虫，有杀灭或麻痹作用，能促使其排出体外。主要用于治疗肠道寄生虫病，如蛔虫病、蛲虫病、绦虫病、钩虫病、姜片虫病等。

驱虫药一般应在空腹时服用，使药物充分作用于虫体而保证疗效。驱虫药对人体正气多有损伤，且多有毒，故要注意用量、用法，以免中毒或损伤正气；对素体虚弱、年老体衰者及孕妇更当慎用。对发热或腹痛剧烈者，暂时不宜驱虫，待症状缓解后，再行施用驱虫药物。

驱虫药 {

本类药物多具毒性，入脾、胃、大肠经。具有杀灭或麻痹虫体作用，主要用于治疗肠道寄生虫病，如蛔虫病、蛲虫病、绦虫病、钩虫病、姜片虫病等。

（使君子、槟榔）

注意事项：驱虫药对人体正气多有损伤，且多有毒，故要注意用量、用法，以免中毒或损伤正气，对素体虚弱、年老体衰者及孕妇更当慎用。对发热或腹痛剧烈者，暂时不宜驱虫，待症状缓解后，再行施用驱虫药物。

## 01 使君子 shǐ jūn zǐ

本品首载于《开宝本草》，为使君子科植物使君子 *Quisqualis indica* L. 的干燥成熟果实。主产于四川、广东、广西等地。秋季果皮变紫色时采收，晒干。用时捣碎，或去壳，取种仁生用或炒香用。

【别名】史君子、五棱子、留求子、山羊屎。

【药性】味甘，性温。归脾、胃经。

【功效】杀虫消积。

【应用】

1. 蛔虫证，蛲虫证

① 治轻证单用本品炒香嚼服即可；治重证与苦楝皮等同用，以增强驱虫之力，如使君子散。

② 治蛲虫，可与槟榔、百部、大黄等配伍。

2. 小儿疳积

① 治小儿疳积腹痛有虫、面色萎黄、形瘦腹大等，可配伍神曲、黄连、肉豆蔻、麦芽、槟榔、木香等药，如肥儿丸。

② 若兼气滞腹胀者，可配陈皮、厚朴。

③ 兼食积者，可配鸡内金、麦芽等。

【角药】

苦楝皮　槟榔　使君子　驱蛔虫、蛲虫、钩虫。

【炮制、用法、用量】捣碎煎服，9～12 g。取仁，6～9 g，多入丸散或单用，1～2 次分服。小儿每岁 1～1.5 粒，炒香嚼服，1 日总量不超过20 粒。

【用药禁忌】

若与热茶同服，能引起呃逆、腹泻，故服药时忌饮茶。

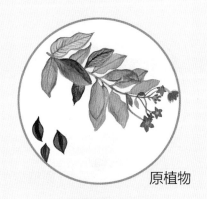

原植物

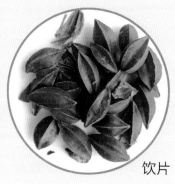

饮片

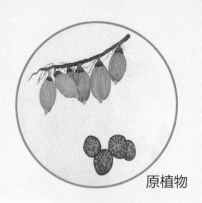

原植物

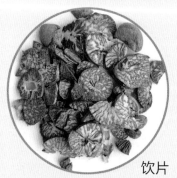

饮片

本品首载于《名医别录》，为棕榈科植物槟榔 *Areca catechu* L. 的干燥成熟种子。主产于海南、福建、云南等地。春末至秋初采收成熟果实，用水煮后，干燥，除去果皮，取出种子，晒干。浸透切片或捣碎用。

【别名】大腹子、花大白、白槟榔、青仔、榔玉。

【药性】味苦、辛，性温。归胃、大肠经。

【功效】杀虫消积，行气，利水，截疟。焦槟榔可消食导滞。

【应用】

1. 多种肠道寄生虫证

① 治绦虫证，单用或与南瓜子同用。

② 治蛔虫、蛲虫证，常配伍使君子、苦楝皮等。

③ 治姜片虫证，常与乌梅、甘草等配伍，或与牵牛子研末服。

④ 治钩虫证，可配伍贯众、榧子等。

2. 食积气滞，泻痢后重

① 治食积气滞、腹胀便秘及泻痢里急后重等症，常与木香、青皮、香附等行气药配伍，如木香槟榔丸。

② 治湿热泻痢里急后重，可与木香、黄连、大黄等同用，以清热燥湿、行气，如芍药汤。

3. 水肿，脚气肿痛

① 治水肿实证、二便不利，可与木通、泽泻等利水消肿药配伍。

② 治寒湿脚气肿痛，常与吴茱萸、木瓜、陈皮等药配伍，如鸡鸣散。

4. 疟疾

治疟疾寒热久发不止，与陈皮、青皮、厚朴、甘草、常山、草果同用,如截疟七宝饮。

【配伍药对】

白术　槟榔　有散气消食之效。

【角药】

槟榔　厚朴　草果仁　共奏开达膜原、辟秽化浊之效。主治瘟疫或疟疾、邪伏膜原证。症见:憎寒壮热,一日三次或一日一次,发无定时,胸闷呕恶、头痛烦躁,脉弦数,舌边深红,舌苔垢腻,或苔白厚如积粉。

乌药　沉香　槟榔　共奏行气降逆、宽胸散结之效。主治七情所伤之肝气郁结。症见:胸膈烦满、上气喘息、心下痞满、不思饮食。

焦山楂　枳实　槟榔　具有消食导滞之功。主治食积郁热证。症见:腹部胀满、大便秘结、手足心热,舌苔厚腻,舌质红赤。

苦楝皮　槟榔　使君子　具有驱蛔虫、蛲虫、钩虫之效。

葛根　槟榔　党参　合用共奏培补中气、和调升降之效。主治脘腹胀满、泄泻之病证。

【炮制、用法、用量】煎服,3~10 g;驱绦虫、姜片虫 30~60 g。焦槟榔用于治疗食积不消,泻痢后重。

【用药禁忌】

1. 脾虚便溏或气虚下陷者忌用。

2. 孕妇慎用。

【临床医案】

患者,女,17 岁。2015 年 9 月 12 日初诊。主诉:晨起胃胀呃逆,便秘,面疹,月经后期量少,痛经,腰酸困。舌淡红,苔根厚腻偏黄,脉沉细。

诊断:呃逆。辨证:肾虚兼肝郁气滞。

治则:补肾泻肝,行气活血。方用敦煌大补肾汤合大泻肝汤加减。处方:白术 6 g,槟榔 18 g,黄芪 10 g,熟地 15 g,泽泻 6 g,淡竹叶 12 g,五味子 10 g,桂枝 6 g,枳壳 12 g,白芍 10 g,黄芩 6 g,酒大黄 1 g,焦六神曲 30 g,炒鸡内金 30 g,当归 10 g,川芎 10 g,白芷 10 g,乌药 12 g,炙甘草 6 g。取 3 剂,每日 1 剂,一日三次。水煎,于早、晚饭后 1 小时服用。

2015 年 9 月 15 日二诊:患者便秘症状减轻,呃逆,面疹。舌偏红,苔根薄腻,脉沉细。上方中去掉枳壳,增加栀子 20 g,槟榔加至 24 g,黄芩加至 10 g,淡竹叶加至 15 g,乌药加至 20 g。

2015 年 9 月 19 日三诊:患者呃逆症状已止,胃胀便干减轻,面疹减少。舌淡红,苔根薄腻,脉细。上方中槟榔加至 30 g,黄芩加至 12 g,栀子加至

25 g,乌药加至 25 g,淡竹叶加至 20 g。

按:此医案中白术-槟榔药对针对胃胀呃逆而应用,在处方中起辅助治疗的作用。该患者肾虚精血不足,肝气郁滞,敦煌大补肾汤合大泻肝汤为主方以补肾泻肝,滋阴养血。肝郁气滞乘逆于胃,而出现胃胀呃逆,配伍白术-槟榔药对以健脾胃,行气消滞。初诊白术 6 g,槟榔 18 g,量比为 1∶3,二诊患者呃逆未缓解,加大槟榔用量至 24 g 以增下气之效,白术∶槟榔为 1∶4,三诊患者胃胀呃逆症状基本缓解,再次增加槟榔用量至 30 g,白术∶槟榔为 1∶5,愈后进一步调畅气机。

# 第十四章
# 止 血 药

以制止体内外出血为主要作用，用于治疗出血证的药物，称为止血药。

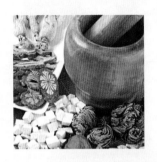

本类药物入血分，主归心、肝、脾经，其作用有凉血止血、化瘀止血、收敛止血、温经止血之异，主要适用于各种出血病证，如咯血、咳血、吐血、衄血、便血、尿血、崩漏、紫癜及创伤出血等。部分药物尚可用于血热、血瘀及中焦虚寒等证。

对出血兼瘀或出血初期，不宜单独使用凉血止血药和收敛止血药，宜酌加活血祛瘀之品，以免凉遏恋邪留瘀。

止血药

1. 凉血止血药——苦，寒——凉血止血——血热妄行的出血证。
   （槐花、侧柏叶）

2. 化瘀止血药——苦、辛，平——化瘀止血——治疗瘀血内阻之出血证。
   （三七、蒲黄）

3. 收敛止血药——酸涩或质黏——收敛止血——广泛用于各种出血，主要用于体外或虚损不足之出血。

4. 温经止血药——甘，温——温经止血——用于脾不统血、冲脉失固所致虚寒性出血证。
   （艾叶）

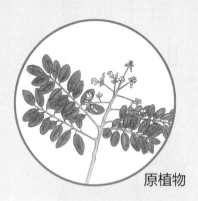
原植物

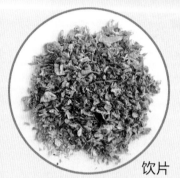
饮片

本品首载于《日华子本草》，为豆科植物槐 *Sophora japonica* L. 的干燥花及花蕾。中国各地区均产，以黄土高原和华北平原为多。夏季花开放或花蕾形成时采收，前者称为"槐花"，后者称为"槐米"。采收后除去花序的枝、梗及杂质，及时干燥。生用、炒用或炒炭用。

【别名】槐蕊、槐米。

【药性】味苦，性微寒。归肝、大肠经。

【功效】凉血止血，清肝泻火。

【应用】

1. 血热出血证

① 治痔疮出血，常配伍侧柏叶、荆芥穗、枳壳，如槐花散。

② 治血崩及肠风下血，与地榆相须为用，如槐榆散。

③ 治热毒血痢，郁金、甘草同用，如郁金散。

2. 肝热目赤，头痛眩晕

治肝火上炎所致的目赤、头痛、眩晕等证，可单味煎汤代茶饮，或配伍夏枯草、菊花等药同用。

【配伍药对】

槐花　地榆　二药均可凉血止血，用于血热出血证，尤适于痔疮出血。

槐花　菊花　二药均可清泻肝火，主要用于肝火上炎之头痛、目赤肿痛。

【角药】

豨莶草　槐米　桑寄生　具有补虚损而调阴阳之功，又能通经络、活血脉，且有较强的直接降压作用。主治动脉硬化，手足麻木而见高血压之症。

【炮制、用法、用量】煎服,5～10 g。外用适量。止血多炒炭用,清肝泻火宜生用。

【用药禁忌】脾胃虚寒及阴虚发热而无实火者慎用。

【鉴别用药】地榆　槐花

| | 地榆　　槐花 |
|---|---|
| 相同点 | 二药均能凉血止血,用治血热妄行之出血证,因其性下行,故用治下部出血为宜。 |
| 不同点 | 地榆凉血中兼能收涩,凡下部出血,诸如便血、痔血、崩漏、血痢等皆宜,兼能解毒敛疮,用于治疗烧烫伤、湿疹湿疮,为治烧烫伤要药。<br>槐花无收涩之性,其止血功在大肠,故以治疗便血、痔血为佳,兼能清肝泻火,用于治疗肝火上炎之目赤肿痛、头痛。 |

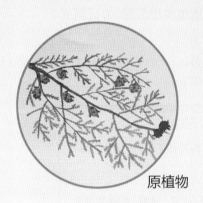

原植物

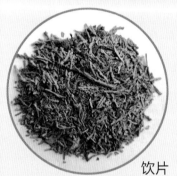

饮片

## 02 侧柏叶
### cè bǎi yè

本品首载于《名医别录》，为柏科植物侧柏 *Platycladus orientalis*（L.）Franco 的干燥枝梢和叶。中国各地均产。多在夏、秋二季采收，除去粗梗及杂质，阴干。生用或炒炭用。

【别名】柏叶、丛柏叶、侧柏。

【药性】苦、涩，寒。归肺、肝、脾经。

【功效】凉血止血，化痰止咳，生发乌发。

【应用】

1. 血热出血证

① 治吐血、衄血，与荷叶、地黄、艾叶同用，如四生丸。

② 治尿血、血淋，与蒲黄、小蓟、白茅根配伍。

③ 治肠风、痔血或血痢，与槐花、地榆配伍。

④ 治崩漏下血，与芍药同用。若配干姜、艾叶等温经止血药，亦可用于虚寒性出血，如柏叶汤。

2. 肺热咳嗽

治肺热咳喘，痰稠难咯者，可单味应用，或与黄芩、贝母、瓜蒌等清热化痰止咳药同用。

3. 血热脱发，须发早白

治头发不生，可单用为末，和麻油涂之；治脱发、斑秃，与地黄、女贞子、枸杞子等配伍，如生发丸。

【角药】

侧柏叶　干姜　艾叶　具有温经止血之功。主治吐血不止。症见：面色萎黄，舌淡，脉虚无力。

【炮制、用法、用量】煎服，6～12 g。外用适量。止血多炒炭用，化痰止咳宜生用。

【用药禁忌】

1. 阴虚肺燥、因咳动血者忌用。

2. 脾胃虚寒者慎用。

## 03 三七 sān qī

本品首载于《本草纲目》，为五加科植物三七 *Panax notoginseng*（Burk.）F. H. Chen 的干燥根和根茎。主产于云南、广西等地。秋季花开前采挖，洗净，晒干。生用或研细粉用。

【别名】田三七、田漆、田七、参三七、山漆、金不换、血参。

【药性】味甘、微苦，性温。归肝、胃经。

【功效】化瘀止血，消肿定痛。

【应用】

1. 出血证

① 治咳血、吐血、衄血及二便下血，与花蕊石、血余炭配伍，如化血丹。

② 治各种外伤出血，单用本品研末外掺。

2. 瘀血证

① 治跌打损伤，瘀肿疼痛，可单用，或与当归、红花、土鳖虫等同用，如跌打丸。

② 治胸痹刺痛，可单用，或与薤白、瓜蒌等配伍。

③ 治血瘀经闭、痛经、产后瘀阻腹痛、恶露不尽，与当归、川芎、桃仁等配伍。

④ 治疮痈初起，疼痛不已，以本品研末，米醋调涂。

⑤ 治痈疽破烂，与乳香、没药、儿茶等同用，如腐尽生肌散。

此外，本品尚有补虚强壮的作用，民间用以治虚损劳伤，常与猪肉炖服。

【配伍药对】

三七　茜草　三七化瘀止血，茜草凉血止血，相配可凉血化瘀止血。主要用于吐衄、瘀血发斑。

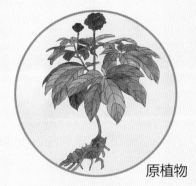

原植物

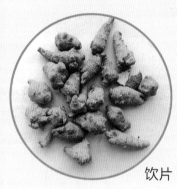

饮片

三七　血竭　三七活血化瘀、消肿止痛,血竭生肌敛疮、散瘀止痛,相配则活血散瘀。主要用于跌打损伤、疮痈肿痛。

【角药】

三七　陈皮　丹参　具有活血化痰止痛的功效。主治胸痹。症见:胸痛、胸闷,舌红苔薄,脉弦细。

大黄　三七　花蕊石　共奏通腑泻下、化瘀止血之效,该角药可起到降压、止血、改善颅内压和退热的作用。主治急性脑卒中时大便秘结。

人参　蛤蚧　三七　共奏补肾益肺止咳之效,主治虚劳咳嗽,老年及体虚久咳。

人参　三七　琥珀　共奏益心气、活心血、通心络、安心神之效。主治冠心病心绞痛属气虚血瘀者。

人参　黄芪　三七　共奏益气活血、止血止痛之效。主治消化性溃疡及慢性胃炎。症见:胃脘胀痛,有出血征象,辨证属于脾虚气弱者。

茵陈　紫河车　三七　三药相伍,集补益肝肾、利胆降酶、化瘀散结于一炉,用于早期肝硬化之肝脾肿大及白、球蛋白比值异常者。主治早期肝硬化之肝脾肿大。

【炮制、用法、用量】3～9 g;研末吞服,一次 1～3 g;外用适量。

【用药禁忌】孕妇慎用。

## 04 蒲黄 pú huáng

本品首载于《神农本草经》,为香蒲科植物水烛香蒲 *Typha angustifolia* L.、东方香蒲 *Typha orientalis* Presl 或同属植物的干燥花粉。主产于浙江、江苏、安徽等地。夏季采收蒲棒上部的黄色雄性花序,晒干后碾轧,筛取细粉。生用或炒用。

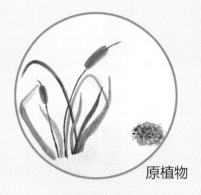

原植物

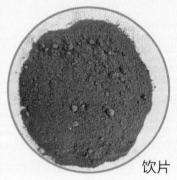

饮片

【别名】蒲厘花粉、蒲花、蒲草黄、蒲棒花粉。

【药性】味甘,性平。归肝、心包经。

【功效】止血,化瘀,通淋。

【应用】

1. 出血证

① 治吐血、衄血、咯血、尿血、便血、崩漏等,可单用冲服,或与白及、地榆、大蓟等止血药同用。

② 治月经过多,漏下不止,可配合龙骨、艾叶同用。

③ 治尿血不已,可与郁金、生地黄同用。

④ 治外伤出血,可单用外掺伤口。

2. 瘀血痛证

① 治瘀血阻滞,心腹刺痛,月经不调,少腹急痛,常与五灵脂相须为用,如失笑散。

② 治跌打损伤,瘀肿疼痛,可单用蒲黄末,温酒服。

3. 血淋尿血

治热结膀胱,血淋尿血,常配生地同用,如蒲黄散。

【配伍药对】

蒲黄 五灵脂 二药相配可活血化瘀止血,用于气滞血瘀所致的月经不调、痛经、少腹疼痛及产后恶露不尽。

【炮制、用法、用量】煎服,5～10 g,包煎。外用适量,研末外掺或调敷。止血多炒用,化瘀、利尿多生用。

【用药禁忌】孕妇慎用。

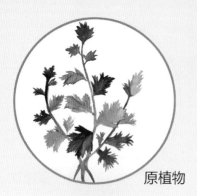

原植物

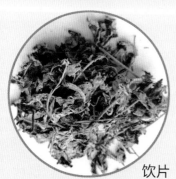

饮片

本品首载于《名医别录》，为菊科植物艾 *Artemisia argyi* Levl. et Vant. 的干燥叶。中国大部分地区均产。以湖北蕲州产者为佳，称"蕲艾"。夏季花未开时采摘，除去杂质，晒干或阴干。生用、捣绒或制炭用。

【别名】艾蒿、蕲艾、医草、家艾。

【药性】味辛、苦，性温，有小毒。归肝、脾、肾经。

【功效】温经止血，散寒调经；外用祛湿止痒。

【应用】

1. 出血证

① 治下元虚冷，冲任不固所致的崩漏下血，月经过多，可单用本品，或配阿胶、芍药、干地黄等，如胶艾汤。

② 治血热妄行所致的吐血、衄血、咯血等多种出血证，常配生地、生荷叶、生柏叶等药，如四生丸。

2. 少腹冷痛，月经不调，宫冷不孕

① 治少腹冷痛，产后感寒腹痛，可用本品炒热熨敷脐腹。

② 治下焦虚寒，月经不调，经行腹痛及带下清稀等证，常配吴茱萸、肉桂、当归等药，如艾附暖宫丸。

③ 治下焦虚寒，冲任不固，血不养胎所致胎动不安，或胎漏下血，与阿胶、芍药、当归等同用。

3. 湿疹、疥癣，皮肤瘙痒

治湿疹、疥癣，皮肤瘙痒，可单味外用，或与黄柏、花椒等煎水熏洗。

此外，将本品捣绒，制成艾条、艾炷等，用以熏灸体表穴位,能温煦气血,透达经络,为温灸的主要原料。

【配伍药对】

艾叶　香附　艾叶可温经止血、暖宫散寒,香附可疏肝行气,相配可调经散寒止痛,用于寒凝气滞的月经不调、经行腹痛等。

【角药】

侧柏叶　干姜　艾叶　具有温经止血之功。主治吐血不止。症见:面色萎黄,舌淡,脉虚无力。

【炮制、用法、用量】煎服,3～9 g;外用适量,供灸治或熏洗用。温经止血宜炒炭用,余生用。

【用药禁忌】

1. 性温燥,凡外感风热或温热、实热内炽、阴虚火旺、阴虚血热者不宜服用。

2. 过服可引起急性胃肠炎、中毒性黄疸和肝炎。

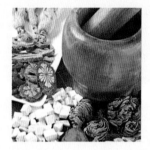

以促进血行、消散瘀血为主要作用，用于治疗血瘀证的药物，称为活血化瘀药。

本类药物味多辛、苦，性多偏温，部分动物类药物具有咸味，主归心、肝二经。本类药物以活血化瘀为主要作用，其主治范围广泛，如内科的胸、胁、脘、腹、头诸痛，体内的癥瘕积聚，中风后半身不遂，肢体麻木及关节痹痛日久不愈；妇科的经闭、痛经、月经不调、产后腹痛等；伤科的跌打损伤之瘀滞肿痛；外科的疮疡肿痛等。

本类药物易耗血动血，妇女月经过多及其他出血证而无瘀血阻滞者、孕妇当慎用或禁用。破血逐瘀之品易伤正气，中病即止，不可过服。

活血
化瘀药

1. 活血止痛药——多辛，温——活血止痛——主治气滞血瘀所致各种疼痛。如头痛、胸胁痛、心腹痛、痛经、产后腹痛、肢体痹痛、跌打损伤之瘀痛等。
（川芎、延胡索、郁金、乳香）

2. 活血调经药——辛、苦，温——活血调经——主治妇女月经不调、痛经、经闭、产后瘀滞腹痛之证及其他瘀血证。
（丹参、红花、桃仁、益母草、牛膝）

3. 活血疗伤药——辛、苦、咸——活血疗伤——主治跌打损伤、瘀肿疼痛、骨折筋损、金疮出血等伤科疾患。

4. 破血消癥药——辛、苦、咸——破血消癥——主治血瘀重证所致的癥瘕积聚，也用于血瘀经闭、瘀肿疼痛、偏瘫等症。

# 川芎
## chuān xiōng

本品首载于《神农本草经》，为伞形科植物川芎 *Ligusticum chuanxiong* Hort. 的干燥根茎。主产于四川。夏季采挖，晒后烘干，再去须根。用时切厚片。生用或酒炙用。

【别名】芎䓖、香果、京芎、西芎、抚芎。

【药性】味辛，性温。归肝、胆、心包经。

【功效】活血行气，祛风止痛。

【应用】

1. 气滞血瘀诸证

① 治心脉瘀阻之胸痹心痛，与丹参、延胡索等配伍。

② 治寒凝血滞者，与吴茱萸、桂枝、当归、人参、桂枝、阿胶、牡丹皮、生姜、甘草、半夏、麦冬配伍，如温经汤。《金匮要略》："妇人年五十所，病下利数十日不止。暮即发热，少腹里急，腹满，手掌烦热，唇口干燥，何也？师曰：此病属带下，何以故？曾经半产，瘀血在少腹不去。何以知之？其证唇口干燥，故知之。当以温经汤主之。"

③ 治瘀血阻滞，月经不调、经闭、痛经等，常与当归、白芍、生地、桃仁、红花等配伍，如桃红四物汤。

④ 治产后恶露不下，瘀阻腹痛，常与当归、桃仁、炮姜、炙甘草等配伍，如生化汤。

⑤ 治肝郁气滞，胁肋疼痛，常与柴胡、香附等配伍，如柴胡疏肝散。

⑥ 治跌扑损伤，瘀血肿痛，可与三七、乳香、没药等配伍。

⑦ 治痈疡脓已成、正虚难溃者，常与黄芪、当归等配伍，如透脓散。

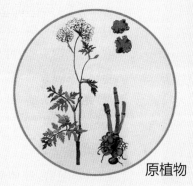

原植物

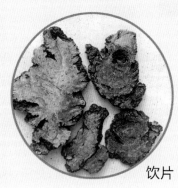

饮片

2. 头痛

① 治风寒头痛,常与白芷、细辛等配伍,如川芎茶调散。

② 治风热头痛,可与菊花、石膏等配伍,如川芎散。

③ 治风湿头痛,常与羌活、防风等配伍,如羌活胜湿汤。

④ 治血瘀头痛,可与桃仁、麝香等配伍,如活血通窍汤。

⑤ 治血虚头痛,可与当归、熟地黄等配伍。

3. 风湿痹痛

治风寒湿痹,肢体麻木、关节疼痛,常与独活、桂枝、防风等配伍,如独活寄生汤。

【配伍药对】

川芎　当归　二药合用有活血养血、行气止痛之功,主要用于血虚、血瘀气滞所致月经不调、痛经、经闭、疮痈肿痛及风湿痹痛。

川芎　香附　川芎活血止痛,香附理气调经,二药合用可活血行气止痛,用于肝郁气滞血瘀所致月经不调、痛经。

川芎　防风　川芎活血止痛,防风祛风,二药合用可祛风止痛,用于外感风寒所致头痛、身痛、风湿痹痛。

川芎　枳实　张仲景《五脏论》云:"芎䓖-枳实心急即用加之。"芎䓖即川芎,二药均为气药,由气而血,以攻为补,相须为用,行气活血宁心。

【角药】

丹参　川芎　赤芍　三者可以"化心脑之瘀"。针对"毒瘀气",凉血、活血、行气,加强活血化瘀之效。治疗中风。

桃仁　红花　川芎　具有活血破瘀的功效。主治身体疼痛、固定不移、瘀血腹证。症见:皮肤黏膜瘀斑,痛经伴色黑有血块、经闭,肌肤甲错,舌紫黯,脉涩。

川芎　白芷　防风　具有疏风止痛的功效。主治外感风邪所致头痛、偏正头痛或巅顶作痛。症见:恶寒发热、目眩鼻塞,苔薄白,脉浮者。

川芎　天麻　炮川乌　具有祛风散寒止痛的功效。主治头痛经久不愈,时作时止。

钩藤　黄芪　川芎　有利于改善血管神经性疾病的病理改变和促进机体康复。主治脑血管病、肢体偏瘫之气血失调、血脉不通。

川芎　檀香　广木香　共奏活血开郁、行气止痛之效。

川芎　白芷　菊花　共奏调理肝肾、清泻肝火之效。主治肝肾阴虚、肝阳上亢所致的高血压。

川芎　当归　酒　共奏活血养血、通经止痛之效。主治妊娠腹痛、血瘀气滞证。症见：腹中疼痛，伴腰酸、心慌、胆怯等。

【炮制、用法、用量】煎服，3～10 g。研末吞服，每次 1～1.5 g。

【用药禁忌】

1. 阴虚阳亢之头痛忌用。阴虚火旺，阴虚阳亢，热盛及无瘀之出血证均应慎用。

2. 多汗、月经过多者及孕妇均当慎用。

【临床医案】

患者，女，43 岁，于 2016 年 4 月 17 日前来就诊。主诉：近日头晕，胸闷气短，心悸，疲乏。舌偏淡红，苔薄白，脉细。腹部超声示：轻度脂肪肝，胆囊壁毛糙。心脏彩超示：左室顺应性减低，三尖瓣、主动脉瓣反流（少量）。胸部、颈部放射片示：双肺纹理增重，颈椎病。头部 CT 未见明显异常。

诊断：心悸（气血亏虚证）。

治则：益气补血，通阳行气。方用敦煌疗风虚方加减。处方：黄芪 20 g，熟地 20 g，桂枝 12 g，白芍 10 g，当归 10 g，川芎 10 g，葛根 20 g，炙甘草 20 g，枳壳 12 g，丹参 10 g，瓜蒌 10 g，薤白 10 g，焦六神曲 30 g。取 3 付，日一剂，一日三次。

2016 年 4 月 20 日二诊：患者胸闷气短减，心悸，眼花，近日感冒头昏。舌淡红，苔薄黄，脉细。方中川芎增至 12 g，炙甘草增至 25 g，去枳壳、丹参，加防风 15 g，菊花 15 g，谷精草 10 g，枳实 6 g。取 3 副，日一剂，一日三次。

2016 年 4 月 24 日三诊：患者头晕胸闷大减，心悸，胃脘不适。舌淡红，苔根白腻，脉细。上方中炙甘草增至 30 g，枳实增至 10 g，去掉谷精草，加密蒙花 15 g，白术 10 g，焦麦芽 30 g，海螵蛸 12 g。取 3 副，日一剂，一日三次。

2016 年 4 月 27 日四诊：患者感冒愈，心悸大减，眼花减，舌淡红，苔薄白腻，脉细，方中加黄芩 10 g，川芎增至 15 g。

按：方中用川芎-枳实药对辅助治疗患者胸闷、心悸症状。患者心气虚，鼓动无力则心悸、气短、胸闷。方用敦煌疗风虚方加减化裁，益气养血，加薤白、瓜蒌以宽胸通阳。初诊方中川芎 10 g，枳壳 12 g，未用枳实，用枳壳重理气宽胸；二诊患者胸闷虽有所缓和，心慌未改善，增加川芎用量至 12 g，去掉枳壳，加枳实 6 g，川芎-枳实量比为 2：1，重活血行气；三诊川芎-枳实量比为 6：5，枳实增至 10 g，气行则痞胀消，缓心下闷胀，行气以安心；四诊患者心悸胸闷症状大减，方中川芎增至 15 g，川芎-枳实量比为 3：2，川芎为血中气药，以气行血调。

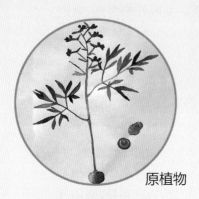

原植物

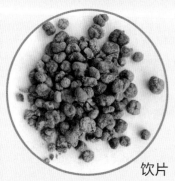

饮片

本品首载于《雷公炮炙论》，为罂粟科植物延胡索 *Corydalis yanhusuo* W. T. Wang 的干燥块茎。主产于浙江、江苏、湖北等地。夏初茎叶枯萎时采挖，除去须根，洗净，置沸水中煮至恰无白心时，取出，晒干。切厚片或捣碎。生用或醋炙用。

【别名】玄胡、元胡、延胡、玄胡索、醋延胡索。

【药性】味辛、苦，性温。归肝、脾经。

【功效】活血，行气，止痛。

【应用】

*血瘀气滞诸痛证*

① 治胸痹心痛，可与丹参、川芎、三七等配伍。

② 治胃痛，若属肝胃郁热者，常与川楝子配伍，如金铃子散；属寒者，可与桂枝、高良姜等配伍。

③ 治肝郁气滞，胁肋胀痛，可与柴胡、郁金等药配伍。

④ 治妇女气滞血瘀痛经、产后瘀阻腹痛，可与当归、川芎、香附等配伍。

⑤ 治寒疝腹痛，可与吴茱萸、小茴香等配伍。

⑥ 治风湿痹痛，可与秦艽、桂枝等配伍。

⑦ 治跌打损伤、瘀肿疼痛，可与乳香、没药、三七等配伍。

【配伍药对】

延胡索　川楝子　二药合用具行气止痛之功，主要用于气滞血瘀所致各种疼痛病证。

延胡索　白芷　延胡索活血行气止痛，白芷祛风止痛，二药合用主要用于气滞血瘀所致各种疼痛。

【角药】

海螵蛸粉　甘草　延胡索　具有收敛制酸、理气止痛的功效。主治胃痛。症见：溃疡病，胃酸过多、胃痛吞酸、吐血衄血。

延胡索　当归　桂枝　具有活血化瘀、行气止痛的功效。主治血寒痛经。

延胡索　川楝子　白芷　具有疏肝和胃清热、行气活血止痛的功效。主治胃脘胀痛、痛引胁肋、中脘嘈杂、嗳气频作、口苦等证。

川楝子　乌药　延胡索　三药合用，能使全身气血调和、胞脉通畅，则疼痛可止。主治盆腔炎，属气滞血瘀引起的腹痛。

【炮制、用法、用量】煎服，3～10 g；研末吞服，1.5～3 g。醋炙可使其有效成分的溶解度提高而增强止痛作用。

【用药禁忌】经血枯少，或产后血虚崩漏者及孕妇慎用。

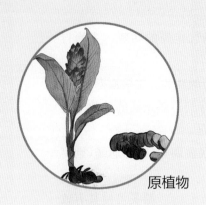
原植物

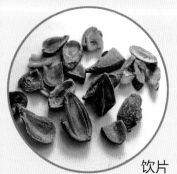
饮片

## 03 郁金 yù jīn

本品首载于《药性论》,为姜科植物温郁金 *Curcuma wenyujin* Y. H. Chen et C. Ling、姜黄 *Curcuma longa* L.、广西莪术 *Curcuma kwangsiensis* S. G. Lee et C. F. Liang 或蓬莪术 *Curcuma phaeocaulis* Val. 的干燥块根。主产于浙江、四川、广西等地。冬季采挖,摘取块根,除去须根,蒸或煮至透心,干燥。切薄片或打碎。生用或醋炙用。

【别名】玉金、广郁金、马蒁、川郁金、黄郁。

【药性】味辛、苦,性寒。归肝、胆、心经。

【功效】活血止痛,行气解郁,清心凉血,利胆退黄。

【应用】

1. 血瘀气滞 之胸胁腹痛

治肝郁有热,气滞血瘀所致经行腹痛、乳房胀痛,常与柴胡、栀子等配伍,如宣郁通经汤。

2. 热病神昏,癫痫等证

治湿浊蒙闭清窍所致昏迷者,与石菖蒲、竹沥、栀子等配伍。

3. 血热出血证

治肝郁化火,气火上逆,迫血妄行之吐血、衄血、妇女倒经等,常与生地黄、栀子、牛膝等配伍。

4. 肝胆湿热证

① 治湿热黄疸,常与茵陈、栀子、大黄等配伍。

② 治胆石症,可与金钱草、鸡内金等配伍。

【配伍药对】

郁金 香附 郁金凉血活血止痛,香附疏肝解郁止痛,相配有活血行气止痛之功,可用于气滞血瘀所致胁肋胀痛、经期腹痛。

郁金　柴胡　郁金活血止痛,柴胡疏肝解郁,相配有行气解郁之功,可用于肝郁血滞所致月经不调、乳房胀痛、胁肋胀痛、经期腹痛。

郁金　牡丹皮　二药均有活血化瘀、凉血解毒之功,相配主要用于热病吐衄、斑疹等症。

【角药】

柴胡　郁金　白芍　具有疏肝解郁、行气止痛的功效。主治肝郁血虚血瘀。症见:两胁作痛,头昏目眩,口燥咽干,女子月经不调、男子婚久不育,舌红,脉弦。

老鹳草　柴胡　郁金　共奏清热利湿、疏肝理气之效。治疗胆囊炎收效甚捷。

白矾　郁金　茯苓　共奏清心化痰开窍之效。主治癫痫。

【炮制、用法、用量】煎服,3～10 g。

【用药禁忌】

1. 孕妇慎用;凡无气滞血瘀之气虚血虚证及阴虚失血证者应慎用。

2. 不宜与丁香同用。

【鉴别用药】郁金　香附

| | 郁金　　香附 |
|---|---|
| 相同点 | 二药均能疏肝解郁调经,用于肝气郁结之胸胁胀痛、月经不调等病证。 |
| 不同点 | 郁金药性偏寒,既入血分,又入气分,为"血中气药",善活血止痛、行气解郁,长于治疗肝郁气滞血瘀之月经不调、痛经等。郁金又善清心凉血、利胆退黄,用于热病神昏之血热出血及黄疸、胁肋胀痛。<br>香附药性偏温,专入气分,善疏肝行气、调经止痛,既为气病之总司,又为女科之主帅,长于治疗肝郁气滞之月经不调。 |

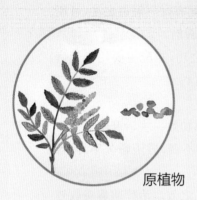

原植物

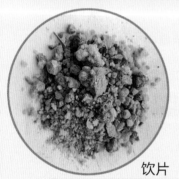

饮片

本品首载于《名医别录》，为橄榄科植物乳香树 *Boswellia carterii* Birdw. 及其同属植物 *Boswellia bhaw-dajiana* Birdw. 树皮渗出的树脂。主产于非洲索马里、埃塞俄比亚等地。春、夏季采收。生用或制用。

【别名】马尾香、西香、浴香、天泽香、塌香、尔香。

【药性】味辛、苦，性温。归心、肝、脾经。

【功效】活血定痛，消肿生肌。

【应用】

1. 气滞血瘀诸痛证

① 治瘀血阻滞心腹疼痛，常与没药、丹参、当归等配伍，如活络效灵丹。

② 治跌打损伤、瘀血肿痛，常与血竭、红花、儿茶等配伍，如七厘散。

③ 治风湿痹痛，常与羌活、独活、秦艽等配伍，如蠲痹汤。

2. 疮疡痈肿，瘰疬痰核

① 治疮疡肿毒初起，红肿热痛，常与金银花、白芷、皂角刺等配伍，如仙方活命饮。

② 治疮疡溃破，久不收口者，可与没药共研末，外敷患处；亦可与儿茶、血竭等配伍，如腐尽生肌散。

③ 治痈疽、瘰疬、痰核坚硬不消者，常与麝香、雄黄等配伍，如醒消丸。

【配伍药对】

乳香　没药　二药合用具有活血行气止痛之功，乳香长于行气，没药长于活血，主要用于气滞血瘀诸症。

【角药】

丹参　乳香　没药　共奏活血止痛消瘀之效。主治各种瘀血疼痛,如胃痛、痛经、胁痛等。

【炮制、用法、用量】煎汤或入丸、散,3~5 g,宜炒去油用。外用适量,生用或炒用,研末外敷。

【用药禁忌】

1. 本品味苦气浊,对胃有刺激性,易致恶心呕吐,胃弱者慎用。

2. 本品辛香走窜,易损气动血,并有滑胎之弊,凡孕妇及无瘀滞者忌用。

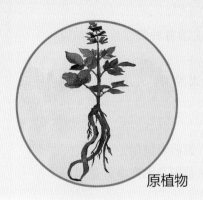
原植物

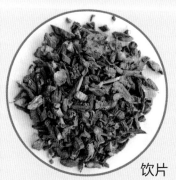
饮片

## 05 丹参
### dān shēn

本品首载于《神农本草经》，为唇形科植物丹参 *Salvia miltiorrhiza* Bge. 的干燥根及根茎。主产于江苏、安徽、四川等地。春、秋二季采挖，除去泥沙，干燥，切厚片。生用或酒炙用。

【别名】赤参、紫丹参、赤丹参、红根、活血根。

【药性】味苦，性微寒。归心、肝经。

【功效】活血祛瘀，通经止痛，清心除烦，凉血消痈。

【应用】

1. 瘀血证

① 治瘀血阻滞所致心腹疼痛，与檀香、砂仁配伍。

② 治月经不调、痛经、经闭及产后瘀阻腹痛，可单味为末，亦可与红花、桃仁、益母草等配伍。

③ 治癥瘕积聚，与三棱、莪术等配伍。

2. 心悸失眠

① 治温热病热入营血，烦躁不安，与生地黄、玄参等药配伍，如清营汤。

② 治心阴血不足，虚热内扰之心悸、失眠，与人参、茯苓、玄参、远志、当归、五味子、麦冬、天冬、柏子仁、酸枣仁、生地黄配伍，如天王补心丹。

3. 疮疡痈肿

治疮疡痈肿或乳痈初起，与金银花、蒲公英等清热解毒药配伍。

【配伍药对】

丹参　乳香　丹参偏于活血，乳香长于行气，二药合用具有活血消肿止痛之功，主要用于气滞血瘀所致心腹疼痛。

丹参　当归　丹参活血化瘀止痛，当归活血

养血,二药合用可活血调经,用于月经不调、痛经及产后恶露不尽。

【角药】

丹参 川芎 赤芍 三者可以"化心脑之瘀"。针对"毒瘀气",凉血、活血、行气,加强活血化瘀之效,治疗中风。

丹参 檀香 砂仁 共奏活血定痛、行气止痛、养血益肾、醒脾调胃之功。主治血瘀气滞、心胃诸痛。

当归 丹参 王不留行 三药合用,均入肝经血分,消癥除痕,行血通利之力益彰。

三七 陈皮 丹参 共奏活血化瘀止痛之效。主治胸痹。症见:胸痛、胸闷,舌红苔薄,脉弦细。

丹参 王不留行 连翘 共奏活血散结、解毒消痈之效。主治乳痈。

党参 丹参 苦参 共奏益气活血清火之效。主治气血不足所导致的心悸之证。

丹参 乳香 没药 共奏活血止痛消瘀之效。主治各种瘀血疼痛,如胃痛、痛经、胁痛等。

丹参 生龙骨 生牡蛎 共奏养阴平肝之效。主治阴虚阳亢不寐、肝阳上亢之眩晕。

【炮制、用法、用量】煎服,10~15 g。酒炒可增强活血之力。

【用药禁忌】

1. 苦寒清热,适用于血瘀有热者。凡外感风寒、内伤生冷、脾胃虚弱、肾阳虚衰等证不宜长期服用。

2. 不宜与藜芦同用。

3. 妇女月经过多者及孕妇忌用。

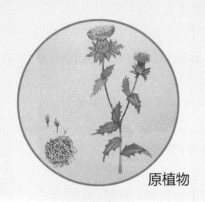

原植物

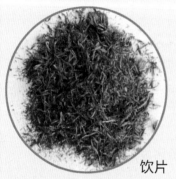

饮片

**附 西红花**

为鸢尾科多年生草本植物番红花 Crocus sativus L. 的花柱头。又称"藏红花""番红花"。味甘,性平,归心、肝经。功效为活血化瘀、凉血解毒、解郁安神。用于经闭癥瘕,产后瘀阻,温毒发斑,忧郁痞闷,惊悸发狂。煎服或沸水泡服,1~3 g。孕妇慎用。

# 06 红花
## hóng huā

本品首载于《新修本草》,为菊科植物红花 Carthamus tinctorius L. 的干燥花。主产于河南、浙江、四川等地。夏季花色由黄变红时采摘,阴干或晒干。生用。

【别名】红蓝花、刺红花、川红花、草红花。

【药性】味辛,性温。归心、肝经。

【功效】活血通经,祛瘀止痛。

【应用】

1. 血瘀经闭,痛经,产后瘀滞腹痛

治血瘀经闭,痛经,产后瘀滞腹痛,常与桃仁、当归、赤芍等配伍,如桃红四物汤等。

2. 跌打损伤,心腹瘀阻疼痛,癥瘕积聚

① 治跌打损伤,瘀滞肿痛,可用红花油或红花酊涂擦;亦可与川芎、乳香、没药等配伍。

② 治心脉瘀阻,胸痹心痛,常与桂枝、瓜蒌、丹参等配伍。

③ 治癥瘕积聚,可与三棱、莪术等配伍。

3. 斑疹紫黯

治血热瘀滞所致的斑疹色暗者,本品可与当归、紫草、大青叶等配伍,如当归红花散。

【配伍药对】

红花 桃仁 二药合用具有活血化瘀之功,主要用于妇女血瘀所致经闭、痛经、月经不调及其他瘀血病证。

红花 益母草 二药合用具有活血化瘀之功,主要用于妇女血瘀所致经闭、痛经、月经不调、产后恶露不尽。

【角药】

桃仁 红花 川芎 具有活血破瘀功效。

主治身体疼痛固定不移、瘀血腹证。症见：皮肤黏膜瘀血瘀斑、痛经伴色黑有血块、经闭、肌肤甲错，舌紫黯，脉涩。

红花　瓜蒌　甘草　有气血同理、润燥缓急止痛之功效。症见：胸胁、胃脘疼痛有灼热感、口干、便干、舌尖边红苔薄干燥或有裂纹之燥痛证，或病史迁延已久，屡服理气止痛剂无效，病由气入血化燥者。

生地　桃仁　红花　共奏益阴养血、通络逐痹之效。主治顽痹。

【炮制、用法、用量】煎服，3～10 g；外用适量，研末撒或调敷；或制成酊剂、油剂外搽。

【用药禁忌】

1. 性温，凡外感风热、火热内炽、阴虚火旺、有出血倾向者慎用；血虚及无瘀滞者忌用。

2. 孕妇忌用。

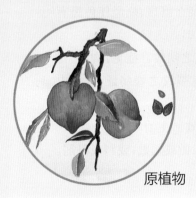

原植物

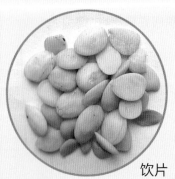

饮片

07

# 桃仁
## táo rén

本品首载于《神农本草经》，为蔷薇科植物桃 *Prunus persica*（L.）Batsch. 或山桃 *Prunus davidiana*（Carr.）Franch. 的干燥成熟种子。前者中国各地均产，多为栽培；后者主产于辽宁、河北、河南等地，野生。果实成熟后收集果核，取出种子，去皮晒干。生用或炒用。

【药性】味苦、甘，性平。归心、肝、大肠经。

【功效】活血祛瘀，润肠通便，止咳平喘。

【应用】

1. 血瘀证

① 治血瘀痛经、经闭、产后瘀滞腹痛，常与红花、当归、川芎等配伍，如桃红四物汤。

② 治产后恶露不尽，小腹冷痛，常与川芎、炮姜等配伍，如生化汤。

③ 治跌打损伤，瘀血刺痛，常与柴胡、瓜蒌根、当归、红花、甘草、穿山甲、大黄配伍，如复元活血汤。

④ 治癥瘕积聚，常与桂枝、牡丹皮等配伍，如桂枝茯苓丸。《金匮要略》："妇人宿有癥病，经断未及三月，而得漏下不止，胎动在脐上者，为癥痼害。妊娠六月动者，前三月经水利时，胎也。下血者，后断三月衃也。所以血不止者，其癥不去故也，当下其癥，桂枝茯苓丸主之。"

⑤ 治热壅血瘀之肺痈，可与苇茎、冬瓜仁、鱼腥草等配伍，如苇茎汤。《金匮要略》："《千金》苇茎汤，治咳有微热，烦满，胸中甲错，是为肺痈。"

⑥ 治肠痈，可与大黄、芒硝、牡丹皮、冬瓜仁等配伍，如大黄牡丹汤。《金匮要略》："肠痈者，少腹肿痞，按之即痛如淋，小便自调，时时发热，自汗出，复恶寒，其脉迟紧者，脓未成，可下之，当

有血。脉洪数者,脓已成,不可下也,大黄牡丹汤主之。"

**2. 肠燥便秘**

治肠燥便秘,可与火麻仁、郁李仁等配伍,如润肠丸。

**3. 咳嗽气喘**

治咳嗽气喘,常与苦杏仁配伍,如双仁丸。

【配伍药对】

桃仁　杏仁　桃仁偏于活血,杏仁偏于降气,二药合用具有止咳平喘、润肠通便之功,可用于咳嗽气喘、肠燥便秘。

桃仁　牡丹皮　二药合用具有活血化瘀之功,可用于跌打损伤和妇女血瘀所致经闭、痛经、月经不调及产后恶露不尽。

【角药】

大黄　桃仁　麻子仁　具有润肠通便的功效。主治大便干燥秘涩或结如羊屎,甚至闭塞不通、不思饮食之证。

胡桃仁　补骨脂　杜仲　共奏补肾温阳、强健腰膝之功。主治肾虚腰痛。症见:腰酸如折、俯仰不利、转侧艰难,舌胖嫩、苔薄,脉沉细。

桃仁　红花　川芎　具有活血破瘀的功效。主治身体疼痛固定不移。症见:瘀血腹痛,皮肤黏膜瘀血瘀斑,痛经伴色黑有血块、经闭,肌肤甲错,舌紫黯,脉涩。

大黄　桃仁　土鳖　具有破血下瘀的功效。主治产妇瘀滞腹痛,或瘀血阻滞所致的月经不调。

当归　桃仁　杏仁　共奏宣肺活血、润肠通便之效。主治血虚肠燥便秘之证。

地龙　杏仁　桃仁　共奏活血通络、降气解痉、止咳平喘之效。主治久病入络、肺络壅滞、痰瘀阻络、顽固性咳喘,可用于治疗肺气肿、肺心病之咳喘。

生地　桃仁　红花　共奏益阴养血、通络逐痹之效。主治顽痹。

麻黄　杏仁　桃仁　共奏止咳化痰平喘之效。主治咳、痰、喘。

大黄　桂心　桃仁　共奏凉血活血、下瘀止痛之效。主治瘀热内结证。症见身有刺痛,痛处不移,局部肿块、拒按,自觉发热,夜间为甚,出血,口干舌燥,大便秘结,小便短赤等。也可治产后恶漏不绝之瘀热证。证见:血性恶露日久不尽,量少,色紫黯或深红、质稠、有血块,伴恶臭,小腹疼痛拒按,或同时伴有身热躁烦、口渴等。

【炮制、用法、用量】煎服,5～10 g,宜捣碎入煎。活血化瘀宜生用,润肠通便宜炒用。

【用药禁忌】

1. 本品有润肠作用，便溏者慎用。气血虚弱、内无瘀血者慎用。

2. 有促进子宫平滑肌收缩的作用，孕妇忌用。

3. 所含苦杏仁苷对呼吸中枢有抑制作用，有小毒，过量可致中毒，出现头晕、心悸甚至呼吸衰竭而死亡。

【解救方法】中毒者可用甘草、大枣各 120 g，水煎服，或绿豆 60 g，水煎加砂糖内服。

【鉴别用药】红花　桃仁

| | 红花　桃仁 |
|---|---|
| 相同点 | 　二药均能活血调经，祛瘀止痛，主要用于血瘀经闭痛经，产后瘀阻腹痛，血瘀胸痹，心痛，腹痛，胸胁刺痛及癥瘕积聚。 |
| 不同点 | 　红花长于活血止痛，主要用于跌打损伤，瘀滞肿痛，为治跌打损伤、瘀滞肿痛之要药。还可化瘀消斑，用于瘀滞斑疹色暗。<br>　桃仁为治多种瘀血阻滞病症要药，还可润肠通便、止咳平喘，用于肠燥便秘，肺痈，肠痈；咳嗽气喘。 |

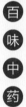

百味中药

辨识与应用

BAIWEI ZHONGYAO
BIANSHI YU YINGYONG

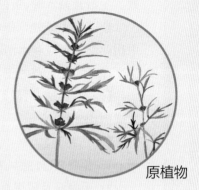

原植物

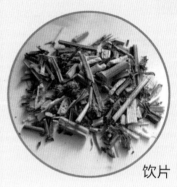

饮片

## 08 益母草 yì mǔ cǎo

本品首载于《神农本草经》，为唇形科植物益母草 *Leonurus japonicus* Houtt. 的新鲜或干燥地上部分。中国大部分地区均产。夏季花期采割，切段后干燥。生用或熬膏用。

【别名】猪麻、益母艾、扒骨风、枯草、坤草、四棱草。

【药性】味苦、辛，性微寒。归心、肝、膀胱经。

【功效】活血调经，利水消肿，清热解毒。

【应用】

1. 血瘀证

① 治瘀血阻滞所致的痛经、经行不畅、经闭、产后恶露不尽等，可单用熬膏服，如益母草膏；亦可与当归、川芎、赤芍等药配伍。

② 治跌打损伤，瘀血肿痛，可与川芎、乳香、没药等配伍，内服、外敷均可。

2. 水肿，小便不利

治水瘀互结之水肿，既可单用，又可与白茅根、泽兰等配伍。

3. 疮痈肿毒，皮肤痒疹

治疮痈肿毒、皮肤痒疹，可单用鲜品捣敷或煎汤外洗。

【角药】

夏枯草　龙胆草　益母草　具有清肝泻火、行血通经、缓急解痉的功效。主治肝郁化火上炎。症见：头痛，性情急躁，失眠，口干苦，面红目赤，舌红苔黄腻，脉弦。

益母草　牛膝　肉桂　共奏温肾活血通经之效。主治闭经。

益母草　泽兰　路路通　共奏活血利水之

效。主治肾炎水肿、蛋白尿具有血瘀或病延日久者。

紫苏叶　蝉蜕　益母草　三药合用,共奏疏风活血利水之效,在肾脏病中用此配伍可以利水消肿,消除蛋白尿,改善肾功能。

泽兰　益母草　王不留行　共奏活血利水之效。主治肝硬化、腹水。

【炮制、用法、用量】煎服,9～30 g,鲜品 12～140 g,或熬膏。外用适量,捣敷或煎汤外洗。

【用药禁忌】

1. 性寒,凡外感风寒、内伤生冷、脾胃虚弱等证不宜长期服用。

2. 无瘀滞及阴虚血少者慎用。

3. 孕妇忌用。

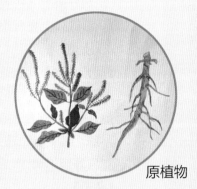

原植物

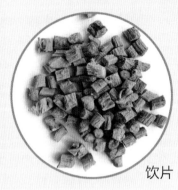

饮片

## 09 牛膝
niú xī

本品首载于《神农本草经》,为苋科植物牛膝 *Achyranthes bidentata* Bl. 的干燥根。主产于河南、河北、山西等地。冬季茎叶枯萎后采挖,洗净,切断,干燥。生用或酒炙用。

【别名】百倍、牛茎、怀牛膝。

【药性】味苦、甘、酸,性平。归肝、肾经。

【功效】活血祛瘀,补肝肾、强筋骨,利水通淋,引火(血)下行。

【应用】

1. 血瘀证

① 治瘀血阻滞痛经、月经不调、经闭、产后腹痛、胞衣不下等,常与当归、红花、桃仁等配伍。

② 治跌打损伤、瘀滞肿痛,可与续断、当归、乳香等配伍。

2. 腰膝酸痛,下肢痿软

① 若风湿痹痛日久,损及肝肾,腰膝疼痛者,常与独活、桑寄生、杜仲等配伍,如独活寄生汤。

② 治湿热成痿,足膝痿软者,常与黄柏、苍术配伍,如三妙丸。

③ 治肝肾不足,腰膝酸软无力者,可与杜仲、续断等配伍,如续断丸。

3. 淋证,水肿,小便不利

① 治热淋、血淋、石淋等,可与滑石、瞿麦等配伍。

② 治水肿、小便不利,常与泽泻、车前子等配伍,如济生肾气丸。

4. 上部火热证

① 治气火上逆,血热妄行之吐血、衄血,可与栀子、白茅根、代赭石等配伍。

② 治肝阳上亢所致的头痛眩晕,与代赭石、龙骨等配伍,如镇肝息风汤。

③ 治胃火上炎所致的牙龈肿痛、口舌生疮,常与石膏、知母、生地黄等配伍,如玉女煎。

【配伍药对】

牛膝 杜仲 二药均具有补肝肾、强筋骨之功。主要用于肝肾亏虚、筋骨疼痛、屈伸不力者。

牛膝 红花 二药合用具有活血通经之功。主要用于妇女血瘀所致经闭、痛经、月经不调、产后恶露等。

【角药】

益母草 牛膝 肉桂 共奏温肾活血通经之效。主治闭经。

防己 牛膝 木瓜 共奏活血利水、通络消肿之效。主治下肢水肿。

牡丹皮 牛膝 大黄 共奏活血凉血、祛瘀消癥之效。主治跌落损伤、瘀热互结证。症见:腹部疼痛,痛有定处,或见血肿,局部热甚,身燥热,口干渴,烦躁不安等。

肉桂 牛膝 当归 共奏活血逐瘀、温经散寒之效。主治产后腹痛、血瘀寒凝证。症见:产后少腹坠胀冷痛,恶露不下或量少、有血块,色紫黯,伴畏寒喜暖,口唇紫黯,面色青白,四肢不温,舌质淡暗或有瘀点瘀斑,苔薄白,脉沉紧。

【炮制、用法、用量】煎服,5～12 g。补肝肾、强筋骨宜酒炙用,余皆生用。

【用药禁忌】

1. 有兴奋子宫平滑肌的作用,孕妇及月经过多者忌用。

2. 中气下陷、脾虚泄泻、下元不固、梦遗失精者慎用。

# 第十六章
# 化痰止咳平喘药

以消痰或祛痰为主要作用，用于治疗痰证的药物，称化痰药；以制止或减轻咳嗽喘息为主要作用，用于治疗咳喘证的药物，称止咳平喘药。

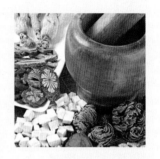

本类药物具有辛、苦或甘味，药性寒凉或温热，本类药具有宣降肺气、化痰止咳、降气平喘等作用。 主要用于外感或内伤引起的痰饮阻肺、肺失宣降的痰多咳嗽气喘，痰蒙清窍或引动肝风所致的眩晕、癫痫惊厥、中风痰迷，以及痰阻经络所致的瘿瘤、瘰疬、阴疽流注、麻木肿痛等病证。

温燥性的化痰药，不宜用于热痰、燥痰；寒凉性化痰药，不宜用于寒痰、湿痰；有毒性的药物，应注意炮制、用法与用量及不良反应的防治。

化痰止咳平喘药

1. 温化寒痰药——味辛、苦，性温——温化寒痰、燥湿化痰——主治寒痰、湿痰所引起的痰多、色白、咳嗽气喘以及痰湿阻于机体引起的肢节酸痛、阴疽流注、瘰疬、癫痫、眩晕等。

（半夏、芥子、旋覆花）

2. 清化热痰药——味甘、苦、咸，性寒——清化热痰、润肺止咳——用于痰黄黏稠、咳嗽气急热痰，痰黄稠、难咯，量少；干咳少痰；咽痒、咽干、口臭干燥之燥痰证。

（浙贝母、桔梗、瓜蒌）

3. 止咳平喘药——味苦、甘、酸，性温、平——止咳平喘——主治咳嗽气喘证。

（苦杏仁、枇杷叶、款冬花）

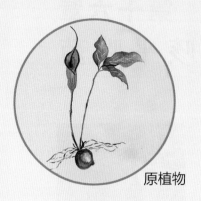

原植物

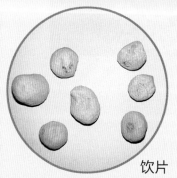

饮片

## 01 半夏
### bàn xià

本品首载于《神农本草经》，为天南星科植物半夏 *Pinellia ternata* (Thunb.) Breit. 的干燥块茎。主产于四川、湖北、江苏等地。夏、秋二季茎叶茂盛时采挖，除去外皮及须根，晒干，为生半夏。一般用姜汁、明矾制过入药：经白矾制者，为清半夏；经生姜和白矾制者，为姜半夏；经石灰和甘草制者，为法半夏。

【别名】羊眼半夏、地文、守田、三步跳、狗芋头、蝎子草、和姑。

【药性】味辛，性温，有毒。归脾、胃、肺经。

【功效】燥湿化痰，降逆止呕，消痞散结，消肿止痛。

【应用】

1. 湿痰、寒痰

① 治湿痰咳嗽气逆，吐痰量多色白者，配陈皮、茯苓、炙甘草等，如二陈汤。

② 治寒痰咳嗽，痰多清稀者，配细辛、干姜等，如小青龙汤。《伤寒论》："伤寒表不解，心下有水气，干呕发热而咳，或渴，或利，或噎，或小便不利，少腹满，或喘者，小青龙汤主之。"

2. 呕吐

① 治痰饮或胃寒呕吐，常配生姜，如小半夏汤。《金匮要略》："呕家本渴，渴者为欲解，今反不渴，心下有支饮故也，小半夏汤主之。"

② 治胃热呕吐，则配黄连、竹茹等，如黄连橘皮竹茹半夏汤。

3. 胸痹、结胸、心下痞、梅核气

① 治痰浊闭阻，胸阳不振，胸痹心痛，配瓜蒌、薤白，如瓜蒌薤白半夏汤。《金匮要略》："胸

痹不得卧,心痛彻背者,栝楼薤白半夏汤主之。"

② 治痰热互结所致的胸脘痞闷,配瓜蒌、黄连,如小陷胸汤。《伤寒论》:"小结胸病,正在心下,按之则痛,脉浮滑者,小陷胸汤主之。"

③ 治湿热阻滞,心下痞满者,配干姜、黄连等,如半夏泻心汤。《伤寒论》:"伤寒五六日,呕而发热者,柴胡汤证具,而以他药下之,柴胡证仍在者,复与柴胡汤。此虽已下之,不为逆,必蒸蒸而振,却发热汗出而解。若心下满而硬痛者,此为结胸也,大陷胸汤主之;但满而不痛者,此为痞,柴胡不中与之,宜半夏泻心汤。"

④ 治痰气郁结咽喉如有物梗阻之梅核气,配紫苏、厚朴等,如半夏厚朴汤。《金匮要略》:"妇人咽中如有炙脔,半夏厚朴汤主之。"

4. 瘰疬瘿瘤、痈疽肿毒、毒蛇咬伤

① 治痰湿凝结之瘰疬瘿瘤,配海藻、浙贝母等,如海藻玉壶汤。

② 治痈疽发背、毒蛇咬伤,可用生品研末调敷或鲜品捣敷。

【配伍药对】

半夏 陈皮 二药均能燥湿化痰,主要用于湿痰咳嗽。

半夏 瓜蒌 半夏长于消痞散结,瓜蒌长于清热化痰、利气宽胸,二药相配可用于痰阻气滞之胸痹心痛。

半夏 生姜 见于《金匮要略》中的小半夏汤,亦名生姜半夏汤,和胃化饮、降逆止呕。二者相伍,共调三焦,升清降浊,其中生姜对半夏化痰理气的功效起增强作用,同时制约其毒性。

【角药】

柴胡 黄芩 半夏 具有和解少阳、解肌退热、疏肝和胃、清胆截疟的功效。主治伤寒少阳证。症见:往来寒热、胸胁苦满、不思饮食、心烦、喜呕、口苦咽干、目眩,舌苔薄白,脉弦;心下痞硬或心下满痛、大便不解或下利,舌苔黄,脉弦数且有力;疟疾热多寒少、口苦咽干、小便赤涩,脉弦数。

半夏 干姜 黄芩 具有寒热平调、消痞散结之功。主治寒热互结之痞证。症见:心下痞、但满不痛,或呕吐、肠鸣下利,舌苔薄黄而腻。

干姜 人参 半夏 共奏温中补虚、降逆止呕之功。主治妊娠及脾胃虚寒之呕吐。症见:妊娠剧烈呕吐,病程较久,呕吐物为清冷涎沫或清水,口淡无味,喜辛辣而恶生冷,精神萎靡,舌淡苔薄白,脉缓滑无力。

黄连 竹茹 半夏 共奏清胃化湿、理气降逆之功。主治胃热呕吐、呃逆。

麦冬 半夏 人参 具有清养肺胃、降逆下气之功。主治:胃阴不足之呕逆证,症见气逆呕吐、口渴咽干,舌干红、少苔,脉虚数;肺阴不足之肺痿证,症见咳唾涎沫、短气喘促、咽喉干燥,舌干红、少苔,脉虚数。

旋覆花　半夏　代赭石　共奏和胃降逆、下气消痰之功。主治胃气虚弱,痰浊内阻,胃失和降。症见:胃脘胀满、嗳气、呃逆或恶心呕吐,舌苔白滑,脉弦滑无力。

天麻　制半夏　白术　具有化痰降逆、理气和中的功效。主治痰浊中阻证。症见:头晕、头痛昏蒙、胸脘满闷、呕恶痰涎,舌苔白腻,脉滑或弦滑。

藿香　厚朴　半夏　具有解表化湿、理气和中的功效。主治外感风寒、内伤湿滞。症见:恶寒发热、头痛、胸腹胀闷、恶心呕吐、食欲不振、肠鸣泄泻、口淡口甜,舌苔白腻。

半夏　陈皮　茯苓　具有燥湿化痰、理气和中的功效。主治湿痰咳嗽。症见:咳嗽痰多色白、胸膈胀满、恶心呕吐、头眩心悸,舌苔白润,脉滑。

麻黄　半夏　五味子　具有温肺化痰、敛肺止咳的功效。主治顽咳久喘,久治不愈。

黄连　半夏　瓜蒌仁　具有清热涤痰、宽胸散结的功效。主治痰热互结证,心下痞满,按之则痛,或咳吐黄痰、胸脘烦热,舌苔黄腻,脉滑数。

苏叶　半夏　生姜　具有化痰降逆、调理胸中气机的功效。治疗痰阻气逆所致的胸闷、咳嗽、咯痰不爽之证。

麦冬　党参　半夏　共奏养胃阴、益中气、降胃气之效。主治胃阴虚之呕逆。症见:呕吐反复发作,或时有干呕恶心、口燥咽干、饥不思食,伴有精神萎靡、少气懒言、四肢困倦,舌质红瘦少苔,脉小无力,胃虚呕逆之病症。

【炮制、用法、用量】内服一般炮制后使用,3～9 g。外用适量,磨汁涂或研末以酒调敷患处。姜半夏长于降逆止呕,多用于呕吐反胃;法半夏长于燥湿化痰,多用于咳嗽痰多。

【用药禁忌】

1. 其性温燥,阴虚燥咳、血证、热痰、燥痰者应慎用。然经过配伍或炮制,热痰证可用之。

2. 妊娠期慎用。

3. 不宜与乌头类药物如川乌、制川乌、草乌、制草乌、附子同用。

(《中华临床中药学》第 2 版)

【中毒症状】

中毒后出现口内苦涩、流涎、不能发音、头痛、眩晕、恶心、呕吐并有水样腹泻、心悸、乏力,严重者呼吸困难,呈潮式呼吸,继而呼吸微弱、意识不清、瞳孔散发,对光反射消失,牙关紧闭、血压下降、全身发生痉挛,最后因呼吸中枢麻痹而死亡。主要表现为对口腔、咽喉、胃肠道黏膜及对神经系统的毒性。如口干舌麻,胃部不适,口腔、喉咽及舌部烧灼疼痛、肿胀,流涎,恶心及胸前压迫感,音嘶或失音,呼吸困难,痉挛甚至窒息,最终因呼吸肌麻痹而死。

(《中华临床中药学》第 2 版)

【解救方法】

1. 一般疗法:应先迅速洗胃,饮服蛋清、面糊以阻止吸收,痉挛者可给解痉剂,有呼吸麻痹者应吸氧,给予中枢兴奋剂。

2. 中医疗法:可用白矾末 10 g、生姜汁 5 ml,调匀一次服下,或生姜、绿豆各 30 g,防风 60 g、甘草 15 g 水煎 300 ml,先含漱一半,后内服一半;或姜汁 5 ml、醋 30～60 ml,顿服;或绿豆衣、生姜各 15 g,金银花、连翘各 30 g,甘草 9 g,水煎服。皮肤沾染可用甘草水泡洗,或用稀醋洗涤。

【鉴别用药】半夏　天南星

| | 半夏　　天南星 |
|---|---|
| 相同点 | 二者药性辛温有毒,均可燥湿化痰、消肿散结,治疗湿痰和寒痰,炮制后都可治疗热痰、风痰,其次都可治疗痰核、痈疽肿毒、毒蛇咬伤。 |
| 不同点 | 半夏主入脾、肺经,重在治脏腑湿痰,又能降逆止呕、消痞散结,治疗呕吐,还可治心下痞、结胸和梅核气,为止呕要药。<br>天南星主入肝经,偏走经络,偏于祛风痰而解痉,治疗风痰癫痫、眩晕及破伤风等证。 |

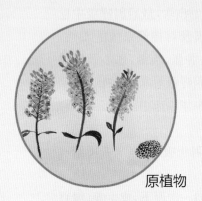

原植物

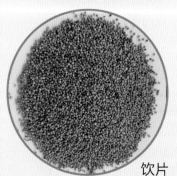

饮片

## 02 芥子 jiè zǐ

本品首载于《名医别录》，为十字花科植物白芥 *Sinapis alba* L. 或芥 *Brassica juncea*（L.）Czern. et Coss 的干燥成熟种子。前者习称白芥子，后者习称"黄芥子"。主产于安徽、河南等地。夏秋之间，果实成熟时采割植株，晒干后打下种子。生用或炒用。

【别名】辣菜子、白芥子。

【药性】味辛，性温。归肺经。

【功效】温肺豁痰利气，散结通络止痛。

【应用】

1. 寒痰喘咳，悬饮

① 治寒痰壅肺，咳喘胸闷，痰多清稀，配苏子、莱菔子，如三子养亲汤。

② 治悬饮咳喘，胸胁胀痛者，与甘遂、大戟等同用。

2. 肢体麻木，关节肿痛，阴疽流注

① 治痰滞经络，肢体麻木或关节肿痛，配马钱子、没药等。

② 治寒痰凝滞所致的阴疽流注，配鹿角胶、肉桂等，如阳和汤。

此外，冷哮日久者，用本品配细辛、甘遂、麝香等研末，于夏令外敷肺俞、膏肓等穴，即张石顽白芥子涂法。

【角药】

苏子　白芥子　莱菔子　具有降气平喘、化痰消食的功效。主治寒痰夹食证。症见：咳嗽喘逆、痰多色白、胸闷痞满、食少难消，舌苔白腻，脉滑等。

甘遂　紫大戟　白芥子　具有祛痰逐饮之

功。主治痰伏胸膈证。症见：聚水成饮，积饮成痰，胸胁隐痛，舌苔黏腻，脉弦滑。

【炮制、用法、用量】煎服，3～9 g。用炒制品并研粉入药效果更好。外用适量，用散剂或膏剂外敷。

【用药禁忌】

1. 本品辛散走窜之性强，非顽疾体壮邪实者慎用。

2. 久咳肺虚及阴虚火旺者慎用及有出血倾向者忌用。

3. 本品对皮肤有发疱作用，故皮肤过敏、破溃者不宜外敷。

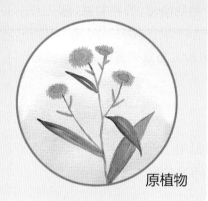

原植物

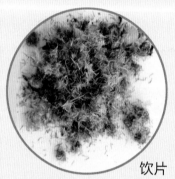

饮片

## 旋覆花
### xuán fù huā

本品首载于《神农本草经》，为菊科植物旋覆花 *Inula japonica* Thunb. 或欧亚旋覆花 *Inula. britannica* L. 的干燥头状花序。主产于河南、河北、江苏等地。夏、秋二季花开时采收，除去杂质，阴干或晒干。生用或蜜炙用。

【别名】全福花、伏花、夏菊、金沸花、金钱花、复花。

【药性】味苦、辛、咸，性微温。归肺、脾、胃、大肠经。

【功效】降气，消痰，行水，止呕。

【应用】

1. 痰饮壅肺或痰饮蓄结证

治痰饮壅肺、肺气上逆所致的咳喘痰多，配苏子、半夏等。

2. 呕吐、噫气

治痰浊中阻、胃气上逆噫气、呕吐，配代赭石、半夏、甘草、人参、生姜、大枣等，如旋覆代赭汤。《伤寒论》："伤寒发汗若吐若下解后，心下痞硬，噫气不除者，旋覆代赭汤主之。"

【配伍药对】

旋覆花　苏子　二药均能降气、消痰止咳，主要用于气逆咳喘。

【角药】

旋覆花　半夏　代赭石　共奏和胃降逆、下气消痰之功。主治胃气虚弱，痰浊内阻，胃失和降。症见：胃脘胀满、嗳气、呃逆或恶心呕吐，舌苔白滑，脉弦滑无力。

【炮制、用法、用量】煎服，3～9 g，包煎。

【用药禁忌】阴虚劳嗽、津伤燥咳者忌用。

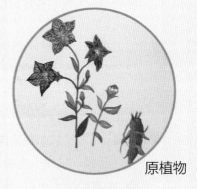
原植物

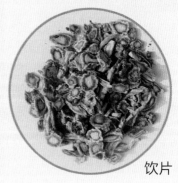
饮片

## 04 桔梗 jié gěng

本品首载于《神农本草经》，为桔梗科植物桔梗 *Platycodon grandiflorum*（Jacq.）A. DC. 的干燥根。主产于安徽、河南、辽宁等地。华东地区质量较优。春、秋二季采挖，洗净，除去须根，剥去外皮或不去外皮，切片，晒干。生用。

【别名】白药、苦梗、苦桔梗、大药。

【药性】味苦、辛，性平。归肺经。

【功效】宣肺利咽，祛痰排脓。

【应用】

1. 胸闷不畅，咳嗽痰多

① 治风寒咳嗽，痰白清稀者，配紫苏叶、半夏、茯苓、前胡、杏仁、枳壳、橘皮、甘草、大枣等，如杏苏散。

② 治风热或温病初起咳嗽痰黄而稠者，配桑叶、菊花等，如桑菊饮。

2. 肺痈吐脓

治肺痈胸痛，咳吐脓浊腥血痰者，配鱼腥草、薏苡仁、芦根等。

3. 咽喉肿痛，失音

治热毒壅盛，咽喉肿痛，常与马勃、板蓝根等药同用；治风热犯肺，咽痛失音者，配甘草，如桔梗汤。《伤寒论》："少阴病，二三日，咽痛者，可与甘草汤，不差，与桔梗汤。"

桔梗为诸药之舟楫，在清泄肺热的方药中，可引药上行。

【配伍药对】

桔梗 甘草 桔梗宣肺利咽，甘草清热解毒，二药合用常用于咽喉肿痛。

桔梗 贝母 二药均能祛痰散结，桔梗偏于

宣肺,贝母偏于止咳,合用主要用于咳嗽有痰及瘰疬者。

【角药】

前胡　桔梗　枳壳　有疏风化痰、利咽止咳之功。主治风邪袭咽。症见:咳嗽咳痰、咽痒不舒。

桔梗　巴豆　贝母　有除痰开结、攻寒逐水、涌吐实痰、泻下寒积之功。主治寒实结胸,无热证者肺痈,咳,胸中满而振寒,脉数;咽干不渴,时出浊唾腥臭,久久吐脓如粳米粥者;喉痹,白喉,喉头白腐,呼吸困难;冷痰肺喘;痫证。

黄芪　桔梗　生甘草　共奏托疮生肌、排脓解毒之效。主治疮疡成脓不溃,或溃后久不生口,属气血不足者。

桔梗　白芍　鸡内金　三药合用,共奏补肺调肝健脾止遗之效。主治遗尿。

诃子　桔梗　甘草　共奏宣肺利咽、开音止咳之效。主治失音。

桔梗　陈皮　枳壳　共奏理气健脾、行气消胀之效。主治胃脘胀满。

橘皮　桔梗　生姜　共奏宣肺理气、和中降逆之效主治呕吐及太阳少阳合病。症见:呕吐,热利,伴胸脘满闷,心烦身热,苔黄腻,脉弦数。

五味子　甘草　桔梗　共奏益气敛肺、化痰止咳之效。主治肺痈(恢复期)。症见:咳嗽减轻,咳吐脓血量少,伴气短乏力,潮热盗汗,咽干口燥,形瘦神疲,舌质红或淡红,苔薄白或少苔,脉细数无力。

【炮制、用法、用量】煎服,3～10 g。

【用药禁忌】

1. 本品性升散,凡气机上逆之呕吐、呛咳、眩晕及阴虚火旺咳血者,不宜用。

2. 用量过大易致恶心呕吐。

【临床医案】

卢某,男,58岁,2018年9月20日初诊:胁痛1周。现病史:患者因肠梗阻于甘肃省人民医院治疗,刻下见两胁下痛,伴口苦、腹胀、胸闷气短、头晕眼花、四肢倦怠。食少纳呆,恶梦纷纭。小便短少,色黄,大便质稀,日行3次,矢气少。舌边齿痕,质暗红,苔白滑,舌下静脉(＋＋),脉弦细。

诊断:胁痛(肝实脾虚证)。

治则:泻肝实脾,益气养血,敦煌大泻肝汤合大补脾汤加减。方药:党参20 g,黄芪20 g,当归30 g,白术15 g,旋覆花25 g(包煎),五味子10 g,麦冬20 g,干姜6 g,木香25 g(后下),通草10 g,枳实6 g,白芍18 g,炙甘草25 g,黄芩12 g,酒大黄1 g,藿香15 g(后下),延胡索20 g,香附20 g,鸡内金20 g,

神曲 20 g。5 剂,水煎服,3 次/日。早、晚饭后 1 小时服用。

2018 年 9 月 25 日二诊:患者精神好转,胁痛、腹胀缓解,食欲增加,刻下见饭后干呕,伴恶心、烦闷。舌边齿痕,质暗红,苔白腻,舌下静脉(＋＋),脉弦细。上方加橘皮 15 g,桔梗 10 g,生姜 10 g。4 剂,水煎服,3 次/日。

2018 年 9 月 29 日三诊:患者干呕、胸闷止。胁痛、口苦、气短等症状进一步缓解,食欲好,睡眠渐佳,小便正常,大便质稀,日行 1 次。舌边齿痕减少,质红,苔薄白,舌下静脉(＋＋),脉弦。上方去桔梗、生姜,改白术 25 g,黄芪 25 g,木香 15 g,旋覆花 15 g。6 剂,水煎服,3 次/日。

2018 年 10 月 5 日四诊:患者精神状态佳,偶见晨起口苦,气短。纳眠好,小便正常,大便成形,日行 1 次。舌淡红,苔薄白,舌下静脉(＋),脉弦。上方去藿香,改延胡索 15 g,香附 15 g。4 剂,水煎服,3 次/日。4 剂毕患者诸症皆止,精神、食欲好,二便调。

按:此病病机为肝失调达,气郁结胸,大肠腑气不畅,故见两胁下痛,胸闷腹胀,矢气少;肝木乘土,脾土虚弱,气血生化乏源,则见气短乏力,头晕眼花,大便溏薄;肝气横逆犯胃,则见恶心、干呕,食纳不香。遂在敦煌大泻肝汤合大补脾汤的基础上加角药橘皮、桔梗、生姜,以宣降气机,改善胃气上逆之候。方中枳实、木香、延胡索、香附、通草疏肝解郁,行气消痞;五味子、麦冬、芍药柔肝缓急,敛肝脾之阴,使散中有收;黄芩、大黄清肝郁之火;炙甘草、当归益气养血;黄芪、党参、白术健脾调中;鸡内金、神曲健胃消食,藿香化湿和中,旋覆花降逆止呕。诸药合用,共奏疏肝理气、扶脾调中之效。

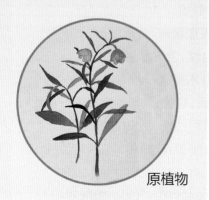

原植物

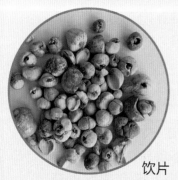

饮片

## 05 浙贝母
zhè bèi mǔ

本品首载于《本草正》，为百合科植物浙贝母 *Fritillaria thunbergii* Miq. 的干燥鳞茎。主产于浙江、江苏、安徽等地。初夏植株枯萎时采挖，洗净，大小分开。大者除去芯芽，习称"大贝"；小者不去芯芽，习称"珠贝"。擦去外皮，拌以煅过的贝壳粉，吸去浆汁，干燥，切厚片或打成碎块。生用。

【别名】象贝、大贝。

【药性】味苦，性寒。归肺、心经。

【功效】清热化痰，解毒消痈。

【应用】

1. 风热、痰热咳嗽

① 治外感风热咳嗽，配桑叶、前胡等同用。

② 治痰热郁肺之咳嗽痰黄稠者，与瓜蒌、知母等同用。

2. 瘰疬、瘿瘤、疮痈肿毒、肺痈

① 治痰火郁结瘰疬结核，配玄参、牡蛎等，如消瘰丸。

② 治瘿瘤，配海藻、昆布等。

③ 治热毒疮痈，配连翘等。

④ 治肺痈，常与鱼腥草、芦根等药同用。

【配伍药对】

浙贝母　玄参　浙贝母长于解毒散结，玄参长于滋阴泻火软坚，相配主要用于瘰疬、痰核。

【角药】

紫菀　款冬花　贝母　有养阴化痰止咳之功。主治咳嗽痰少、咳痰不爽。

桔梗　巴豆　贝母　有除痰开结、攻寒逐水、涌吐实痰、泻下寒积之功。主治寒实结胸，无热证者肺痈,咳,胸中满而振寒,脉数;咽干不渴,时出浊唾腥臭,久久吐脓如梗米粥者;喉痹,白喉,喉头白腐,呼吸困难;冷痰肺喘;痫证。

瓜蒌 浙贝母 蒲公英 有"治疗奶疮三件宝"之说。三药合用共奏清热化痰、开郁散结之效。主治急性乳腺炎。

浙贝母 瓜蒌 生牡蛎 共奏清热化痰、宽胸散结、除痞止痛之效。主治痰热咳嗽。症见:咳嗽咳痰、痰黄难咳、胸闷胸痛等。

【炮制、用法、用量】煎服,5～10 g。

【用药禁忌】

1. 寒痰、湿痰不宜应用。

2. 反乌头,不宜与川乌、制川乌、草乌、制草乌、附子同用。

【鉴别用药】川贝母 浙贝母

|  | 川贝母　　浙贝母 |
|---|---|
| 相同点 | 　　二者药性辛温有毒,均可燥湿化痰、消肿散结,治疗湿痰和寒痰,炮制后都可治疗热痰、风痰,其次都可治疗痰核、痈疽肿毒、毒蛇咬伤。 |
| 不同点 | 　　1. 川贝母性凉而味甘,长于润肺化痰止咳,用于肺虚久咳、肺燥干咳及痰少难咯,咽干者。浙贝母苦寒之性较强,长于清肺化痰止咳,多用于外感风热、痰热郁肺引起的咳嗽、痰黄稠、易咯病症。<br>　　2. 川贝母与浙贝母皆有清热散结作用,均适用于瘰疬痈肿等证。但浙贝母偏于苦寒,清热散结效力较强,临床治疗瘰疬痈肿以浙贝母为佳。 |

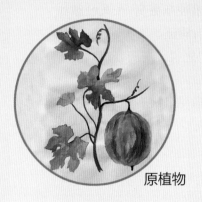

原植物

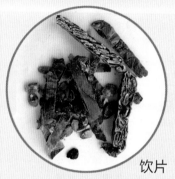

饮片

## 06 瓜蒌 guā lǒu

本品首载于《神农本草经》，为葫芦科植物栝楼 *Trichosanthes kirilowii* Maxim. 和双边栝楼 *Trichosanthes rosthornii* Harms 的干燥成熟果实。主产于河北、河南、安徽等地。秋季果实成熟时采收，连果梗剪下，置通风处阴干，压扁，为全瓜蒌，切丝或切块。生用。

【别名】栝楼、地楼、大肚瓜、天瓜、泽巨。

【药性】味甘、微苦，性寒。归肺、胃、大肠经。

【功效】清热涤痰，宽胸散结，润燥滑肠。

【应用】

1. 痰热咳喘

① 治肺经有热，咳痰黄稠，配黄芩、胆南星等药。

② 治燥热伤肺，咯痰不爽、咽喉干痛，配川贝母、天花粉等。

2. 胸痹，结胸

① 治痰浊所致胸痹，配薤白、半夏等，如瓜蒌薤白白酒汤、瓜蒌薤白半夏汤。《金匮要略》："胸痹不得卧，心痛彻背者，栝楼薤白半夏汤主之。"

② 治痰热互结所致的胸膈痞满，按之则痛的结胸，配黄连、半夏等，如小陷胸汤。《伤寒论》："小结胸病，正在心下，按之则痛，脉浮滑者，小陷胸汤主之。"

3. 肺痈，肠痈，乳痈

① 治肺痈，配鱼腥草、芦根等。

② 治肠痈，配败酱草、薏苡仁、红藤等。

③ 治乳痈初起，红肿热痛，配当归、乳香、没药等同用。

### 附 瓜蒌仁、瓜蒌皮

瓜蒌仁　为栝楼或双边栝楼的干燥成熟种子。味甘，性寒。归肺、胃、大肠经。功效为润肺化痰、滑肠通便。用于燥咳痰黏、肠燥便秘。煎服，9~15g。反乌头，不宜与川乌、制川乌、草乌、制草乌、附子同用。

瓜蒌皮　为栝楼或双边栝楼的干燥成熟果皮。味甘，性寒。归肺、胃经。功效为清热化痰、利气宽胸。用于痰热咳嗽、胸闷胁痛。煎服，6~10g。反乌头，不宜与川乌、制川乌、草乌、制草乌、附子同用。

4. 肠燥便秘

治胃肠实热，肠燥便秘，配火麻仁、郁李仁等同用。

【配伍药对】

瓜蒌　半夏　瓜蒌利气宽胸，半夏消痞散结，相配能宽胸散结，主要用于胸痹、心痛彻背者。

瓜蒌　枳实　瓜蒌利气宽胸，枳实化痰散结，相配主要用于痰阻气滞胸痹。

【角药】

瓜蒌　薤白　白酒　有通阳散结、豁痰下气之功。主治胸痹。症见：胸背疼痛、痰多喘闷、气短不得卧，舌苔白腻而滑，脉沉弦者。

红花　瓜蒌　甘草　有气血同理、润燥缓急止痛之功效。症见：胸胁、胃脘疼痛有灼热感、口干、便干、舌尖边红苔薄干燥或有裂纹之燥痛证，或病史迁延已久，屡服理气止痛剂无效，病由气入血化燥者。

瓜蒌　浙贝母　蒲公英　有"治疗奶疮三件宝"之说。三药合用共奏清热化痰、开郁散结之效。主治急性乳腺炎。

浙贝母　瓜蒌　生牡蛎　共奏清热化痰、宽胸散结、除痞止痛之效。主治痰热咳嗽。症见：咳嗽咳痰、痰黄难咳、胸闷胸痛等。

【炮制、用法、用量】煎服，9～15 g。

【用药禁忌】

1. 本品甘寒而滑，脾虚便溏及湿痰、寒痰者忌用。

2. 反乌头，不宜与川乌、制川乌、草乌、制草乌、附子同用。

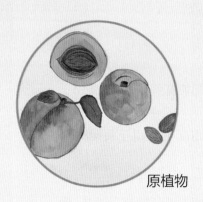

原植物

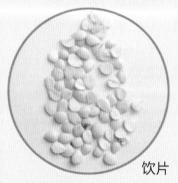

饮片

## 07 苦杏仁
### kǔ xìng rén

本品首载于《神农本草经》,为蔷薇科植物山杏 *Prunus armeniaca* L. var. *ansu* Maxim.、西伯利亚杏 *Prunus sibirica* L.、东北杏 *Prunus mandshurica* (Maxim.)Koehne 或杏 *Prunus armeniaca* L. 的干燥成熟种子。主产于东北、华北、西北等地区。夏季采收,晒干。生用或炒用。

【别名】杏核仁、杏子、木落子。

【药性】味苦,性微温,有小毒。归肺、大肠经。

【功效】降气止咳平喘,润肠通便。

【应用】

1. 咳喘诸证

① 治风寒咳喘,配麻黄、甘草,即三拗汤。

② 治风热咳嗽,配桑叶、菊花等,如桑菊饮。

③ 治寒痰咳喘,痰白清稀者,与半夏、干姜等药同用。

④ 治肺热咳喘,配石膏等。

⑤ 治燥热咳嗽,配桑叶、石膏、甘草、胡麻仁、阿胶、枇杷叶、人参、麦冬,如清燥救肺汤。

2. 肠燥便秘

治津亏肠燥便秘,多与柏子仁、郁李仁等药同用,如五仁丸。

【配伍药对】

苦杏仁　桔梗　二药相配可祛痰止咳,主要用于咳嗽有痰者。

苦杏仁　紫苏　二药均能降气止咳,主要用于外感风寒咳嗽。

【角药】

麻黄　桂枝　杏仁　三药合用。具有发汗解表、宣肺平喘之功。主治外感风寒所致的表实证、风寒湿痹证的疼痛、表邪较重及阳气不得宣发所致的咳喘病。症见：恶寒发热、头痛身痛、腰酸软、无汗、气喘，舌苔薄白、脉浮紧。

麻黄　杏仁　甘草　具有解表散寒、宣肺止咳之功。主治外感风寒、肺气不宣。症见：鼻塞身重、语言不出、伤风伤冷、头痛目眩、四肢不舒、咳嗽痰多、胸满气短。

麻黄　杏仁　石膏　具有辛凉宣泄、清肺平喘的功效。主治外感风邪。症见：身热不解、咳逆气急、鼻扇、口渴、有汗或无汗，舌苔薄白或黄，脉滑而数。

杏仁　薏苡仁　白蔻仁　共奏宣畅气机、清利湿热之效。主治湿温初起之邪在气分。症见：湿重于热，或暑温夹湿，头痛身重，面色淡黄，胸闷不饥，午后身热，舌白不渴，脉濡。

当归　桃仁　杏仁　共奏宣肺活血、润肠通便之效。主治血虚肠燥便秘之证。

乌药　厚朴　杏仁　共奏降逆平喘之效。主治咳喘。

地龙　杏仁　桃仁　共奏活血通络、降气解痉、止咳平喘之效。主治久病入络、肺络壅滞、痰瘀阻络之顽固性咳喘，可用于治疗肺气肿、肺心病之咳喘。

麻黄　杏仁　桃仁　共奏止咳化痰平喘之效。主治咳、痰、喘。

【炮制、用法、用量】煎服，5～10 g。宜打碎入煎。生品入煎剂宜后下。

【用药禁忌】

1. 内服不宜过量，以免中毒。
2. 阴虚咳嗽、大便溏泄和亡血者忌用。
3. 婴儿慎用。

（《中华临床中药学》第 2 版）

【中毒症状】

食入苦杏仁后 1～2 小时即可出现中毒反应，轻者头痛、头晕、乏力、恶心，一般 4～6 小时后症状逐渐消失；重者出现腹痛、腹泻、呕吐、神志不清等；严重者出现昏迷、惊厥、瞳孔散大、对光反应消失、呼吸急促或缓慢而不规则，最后因呼吸中枢麻痹而死亡。儿童食用生苦杏仁 10～20 粒，成人食用 40～60 粒即可中毒死亡，致死量约 60 g。因苦杏仁口服后在胃肠道分解出氢氰酸，故口服毒性比静脉注射大，野生品苦杏仁苷含量更多，切忌勿食。

（《中华临床中药学》第 2 版）

【解救方法】

早期可用高锰酸钾或过氧化氢或 10％硫代硫酸钠溶液洗胃，然后大量饮糖水或静脉注射葡萄糖溶液。严重者可立即给氧，静脉注射 3％亚硝酸钠溶液 10 ml。对于轻症，民间用杏树皮（去粗皮）60 g，加水 500 ml，煮沸 20 分钟，取汁温服。

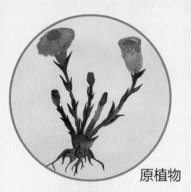
原植物

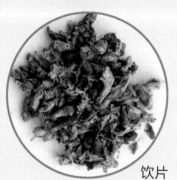
饮片

　　本品首载于《神农本草经》，为菊科植物款冬 *Tussilago farfara* L. 的干燥花蕾。主产于河北、甘肃、山西等地。12 月或地冻前当花尚未出土时采挖，阴干。生用或蜜炙用。

【别名】冬花、冬花蕊、蜜款冬花。

【药性】味辛、微苦，性温。归肺经。

【功效】润肺化痰止咳。

【应用】

多种咳嗽

　　① 治外感风寒，寒痰停饮，配射干、麻黄、生姜、细辛、紫菀、五味子、大枣、半夏，如射干麻黄汤。《金匮要略》："咳而上气，喉中水鸡声，射干麻黄汤主之。"

　　② 治寒邪伤肺，久咳不止，与紫菀相须为用。

　　③ 治肺热咳喘，配伍川贝母、桑白皮等。

　　④ 治阴虚燥咳，配沙参、麦冬等。

【配伍药对】

　　款冬花　紫菀　二药均可润肺化痰止咳，主要用于咳嗽有痰者。

　　款冬花　五味子　款冬花可润肺化痰止咳，五味子敛肺止咳，二药相配主要用于咳嗽有痰。

【角药】

　　紫菀　款冬花　贝母　有养阴化痰止咳之功。主治咳嗽痰少，咯痰不爽。

【炮制、用法、用量】煎服，5～10 g。外感暴咳宜生用，内伤久咳宜蜜炙用。

【用药禁忌】

　　1. 有升高血压的作用，高血压患者慎用。

　　2. 小剂量款冬花有兴奋子宫平滑肌的作用，孕妇慎用。

【临床医案】

患者,男,4岁,2014年10月1日初诊。主诉:咳嗽一周余,痰少黏白。观其形体消瘦,面黄。家人叙述平日易感、食欲不振,偶有便干。舌红,苔薄黄腻,脉细数。

诊断:咳嗽(肺脾气虚证)。

治则:宣肺止咳,益气健脾。处方:蜜紫菀6g,蜜款冬花6g,紫苏12g,蜜桑白皮12g,炒苦杏仁6g,桔梗6g,防风6g,黄芪12g,焦麦芽15g,蜜枇杷叶15g,炙甘草12g,半夏曲6g,黄芩6g,炒白术6g,焦六神曲15g,炒鸡内金15g,淡竹叶15g,陈皮10g,大枣6g,干姜3g。取7剂,每日1剂,水煎,于早、晚饭后1小时服用。

2014年10月8日二诊:患者咳嗽症状减轻,仍有咳痰色白,食量增加。舌红苔薄白腻,脉细数。上方中去炒白术、防风、黄芪、淡竹叶、陈皮,焦麦芽减至12g,炒鸡内金减至12g,蜜枇杷叶减至12g,炙甘草减至10g,蜜紫菀增加至12g,增加广藿香12g,焦山楂12g,浙贝母6g,取7剂。

2014年10月19日三诊:患者咳嗽症状已止,偶有少量白痰,舌红苔薄白,脉数。上方中增加黄芪6g,防风6g,炒白术6g,蜜枇杷叶增加至15g。取7剂。

按:紫菀-款冬花药对于方中均用蜜制,主润肺下气化痰止咳。此患者病机为肺脾气虚。治宜宣肺止咳,降气化痰,益气健脾。方用敦煌紫苏煎合玉屏风散加减,紫苏煎润肺止咳、疏降气机,营卫气虚加玉屏风散益气固表。初诊患者体弱脾虚,用药宜轻宜稳,紫菀6g,款冬花6g,量比为1:1,润肺下气;二诊观其症状减轻,精神转佳,去玉屏风散,增加健胃消食之药,然患者仍有咳嗽痰多之症,增加紫菀用量至12g,与款冬花之比达2:1,以加强化痰之功;三诊咳嗽止,痰量减少,紫菀-款冬花用量未增减,为愈后进一步润肺化痰。

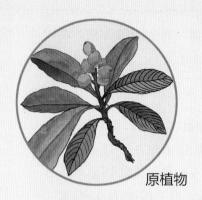

原植物

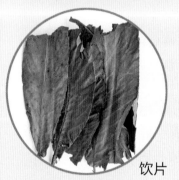

饮片

## 09 枇杷叶 pí pá yè

本品首载于《名医别录》，为蔷薇科植物枇杷 *Eriobotrya japonica* (Thunb.) Lindl. 的干燥叶。主产于广东、江苏、浙江等地。全年均可采收，晒至七八成时，刷去毛，扎成小把，晒干，切丝。生用或蜜炙用。

【别名】巴叶、蜜枇杷叶、炙枇杷叶。

【药性】味苦，性微寒。归肺、胃经。

【功效】清肺止咳，降逆止呕。

【应用】

1. 肺热咳嗽

① 治肺热咳喘，咳痰黄稠，常配黄芩、桑白皮等。

② 治燥热咳喘，咯痰不爽或干咳无痰，与桑叶、麦冬、阿胶等药同用，如清燥救肺汤。

③ 治肺虚久咳，配阿胶、百合或梨、白蜜、莲子等为膏，如枇杷膏。

2. 胃热呕吐

治胃热呕吐呃逆，配竹茹、黄连等。

【配伍药对】

枇杷叶　杏仁　二药均可止咳化痰，主要用于咳嗽有痰者。

枇杷叶　芦根　二药均有和胃止呕之功，相配清热降逆之功显著，主要用于热病烦咳呕吐。

【炮制、用法、用量】煎服，6～10 g，鲜品加倍。枇杷叶背面有绒毛，入药时需去毛，以防刺激咽喉引起咳嗽、呕吐。止咳宜炙用，止呕宜生用。

【用药禁忌】寒咳及胃寒呕逆者慎用。食少、大便溏薄者忌服。

# 第十七章
# 安 神 药

具有安神作用，治疗心神不宁的药物，称为安神药。

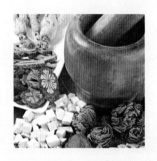

安神药可分为重镇安神药和养心安神药两类。前者多以矿石、化石、介类药物为主，质重沉降，用于心神不宁实证；后者主要为植物类药物，常用于心神不宁虚证。主要适用于各种神志异常的病证，如心悸怔忡、失眠、健忘、多梦及惊风、癫痫、狂妄等病症。

本类药物多属对症治标之品，特别是矿石类重镇安神药，只宜暂用，不可久服，应中病即止，且入汤剂时，应打碎先煎、久煎；如作丸散剂服时，须配伍养胃健脾之品，以免伤胃耗气。

安神药
1. 重镇安神药——质重沉降——镇惊安神——心火亢盛、痰火扰心、肝郁化火及肝阳上亢引起的实证心神不宁。
（龙骨）

2. 养心安神药——味甘质润——养心安神——用于心气虚、心阴虚、心血虚引起的虚证心神不宁。
（酸枣仁、远志）

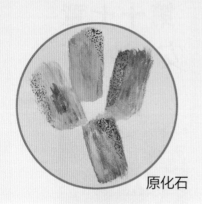

原化石

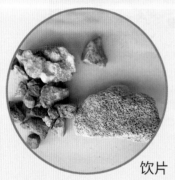

饮片

**附 龙齿**

为古代哺乳动物如象类、犀牛类、三趾马等的牙齿化石。味甘、涩,性凉。归心、肝经。功能为镇惊安神、清热除烦。主治惊痫癫狂、心悸怔忡、失眠多梦、身热心烦。用法用量与龙骨相同。生龙齿功专镇惊安神,煅龙齿则略兼收涩之性。

## 01 龙骨
### lóng gǔ

本品首载于《神农本草经》,为古代大型哺乳动物如三趾马类、犀类、鹿类、牛类、象类等的骨骼化石。主产于山西、内蒙古、河南等地。采挖后,除去泥土和杂质,贮于干燥处。生用或煅用。

【别名】五花龙骨、土龙骨、青龙骨。

【药性】味甘、涩,性平。归心、肝经。

【功效】镇惊安神,平肝潜阳,收敛固涩,收湿敛疮。

【应用】

1. 心神不宁,心悸失眠

治心神不宁、心悸失眠、健忘多梦等症,可与牡蛎、酸枣仁、朱砂等药配伍。

2. 肝阳上亢头晕目眩

治肝阳上亢所致的头晕目眩、急躁易怒,常与怀牛膝、生赭石、生牡蛎、生龟板、白芍、玄参、天冬、川楝子、生麦芽、茵陈、甘草等同用,如镇肝息风汤。

3. 滑脱诸证

① 治肾虚遗精、滑精,多与芡实、沙苑子、莲子、牡蛎配伍,如金锁固精丸。

② 治心肾两虚之小便频数,多与桑螵蛸、龟甲、茯神等配伍,如桑螵蛸散。

③ 治气虚不摄,冲任不固之崩漏、带下,可与白术、黄芪、牡蛎、山萸肉、生杭芍、乌贼骨、茜草、五倍子、棕边炭配伍,如固冲汤。

④ 治表虚自汗、阴虚盗汗,常配伍黄芪,牡蛎、浮小麦等药。

4. 湿疹湿疮,疮疡溃后不敛

① 治湿疮流水、湿疹瘙痒,常配伍牡蛎,研粉外敷。

② 治疮疡溃久不敛,与枯矾等份,共研细末,掺敷患处。

【配伍药对】

龙骨　牡蛎　二药均具有镇惊安神、平肝潜阳、收敛固涩的功效,主要用于心神不宁、惊悸失眠、肝阳上亢之头晕目眩、滑脱等。

【角药】

芡实　莲子　龙骨　具有补脾固肾安神、涩精止遗之功。主治精室不固、遗精滑泄、腰酸耳鸣、神疲乏力或妇女带下色黄,舌淡苔白,脉细弱。

龙骨　牡蛎　柴胡　具有疏肝安神的功效。主治肝郁失眠证。症见:情志抑郁或忧思恚怒、口苦咽干、心烦易怒、胸闷胁满、常有叹息、手足心热、夜寐不安,尿黄赤、便燥结,舌质红,苔黄,脉弦数。

龙骨　牡蛎　代赭石　具镇肝息风、滋阴潜阳之功。主治肝肾阴亏、肝阳上亢、气血逆乱之证。

磁石　生龙骨　生牡蛎　共奏平肝潜阳、镇静安神之效。主治肝阳上扰之眩晕。

丹参　生龙骨　生牡蛎　共奏养阴平肝之效。主治阴虚阳亢不寐、肝阳上亢之眩晕。

【炮制、用法、用量】内服:煎汤,15～30 g,打碎先煎。或入丸、散剂,每次1～3 g。外用适量,煅后研末干掺。镇惊安神、平肝潜阳宜生用;收敛固涩、收湿敛疮宜煅用。

【用药禁忌】

1. 本品性涩,故湿热积滞者慎用。

2. 心动过缓及频发早搏患者忌服。

【鉴别用药】龙骨　牡蛎

|  | 龙骨　　牡蛎 |
|---|---|
| 相同点 | 二药均能重镇安神、平肝潜阳、收敛固涩,用于治心神不安、惊悸失眠、阴虚阳亢之头晕目眩及各种滑脱证。 |
| 不同点 | 龙骨长于镇惊安神,且收敛固涩力优于牡蛎。<br>牡蛎平肝潜阳功效显著,又有软坚散结之功,用于痰火郁结之瘰疬、瘿瘤,煅后还可制酸止痛,治疗胃痛泛酸。 |

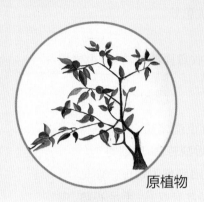
原植物

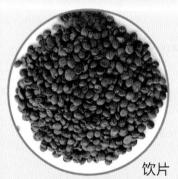
饮片

本品首载于《神农本草经》,为鼠李科植物酸枣 *Ziziphus jujuba* Mill. var. *spinosa*(Bunge) Hu ex H. F. Chou 的干燥成熟种子。主要产于河北、陕西、辽宁等地。秋末冬初采收成熟果实,除去果肉及核壳,收集种子,晒干。生用或炒用,用时捣碎。

【别名】枣仁、酸枣核、早仁。

【药性】味甘、酸,性平。归肝、胆、心经。

【功效】养心益肝,安神,敛汗生津。

【应用】

1. 虚烦不眠,惊悸多梦

① 治心肝阴血亏虚,心神失养之心悸、失眠、怔忡等症,可与当归、白芍等药配伍。

② 治肝虚有热之虚烦失眠,与酸枣仁、甘草、知母、茯苓、川芎配伍,如酸枣仁汤。《金匮要略》:"虚劳虚烦不得眠,酸枣仁汤主之。"

③ 治心脾两虚之惊悸失眠,可与黄芪、当归、党参等药物配伍,如归脾汤。

④ 治心肾阴虚之心悸失眠,可与麦冬、生地黄、远志等药物配伍,如天王补心丹。

2. 体虚多汗

治体虚自汗、阴虚盗汗,与五味子、山茱萸、黄芪等药配伍。

3. 津伤口渴

治津伤口渴咽干,常与麦冬、天花粉等药同用。

【配伍药对】

酸枣仁　白芍　酸枣仁养心益肝安神、敛汗,白芍补血敛阴,二药主要用于阴血亏虚所致心悸失眠、体虚自汗、阴虚盗汗。

酸枣仁 五味子 酸枣仁敛汗生津,五味子收敛固涩,二药合用主要治疗体虚自汗、阴虚盗汗、口渴。

【角药】

茯神 远志 酸枣仁 具有补心益肝安神之功。主治心肝血虚、神失所养之不眠。症见:失眠心悸、虚烦不眠、头目眩晕、咽干口燥,舌红,脉弦细。

龙齿 远志 酸枣仁 有镇静安神之功。主治体虚失眠重症。症见:失眠日久、心神不宁、心悸不眠、健忘多梦,舌淡红,脉弦细。

附子 磁石 酸枣仁 三药合用集兴奋、强壮、收敛、缓和、滋养于一炉,常常起到拮抗协调、相辅相成的作用,无论对失眠,还是嗜眠,皆有调治之效,共奏养心镇静安神之效。主治睡眠异常。

【炮制、用法、用量】煎服,10~15 g。

【用药禁忌】凡是有实邪郁火者,如湿痰、邪热等所致的心神不安,当忌用。

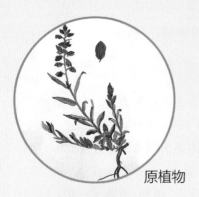

原植物

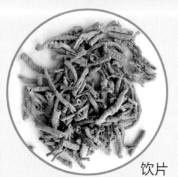

饮片

本品首载于《神农本草经》，为远志科植物远志 *Polygala tenuifolia* Willd. 或卵叶远志 *Polygala sibirica* L. 的干燥根。主要产于山西、陕西、吉林等地。春秋两季采挖，除去须根及泥沙，晒干。生用或灸用。

【别名】棘菀、远志肉、蜜远志。

【药性】味苦、辛，性温。归心、肾、肺经。

【功效】安神益智，祛痰止咳，消肿止痛。

【应用】

1. 失眠多梦，健忘

① 治心肾不交之心神不宁、惊悸失眠，与茯神、龙齿、朱砂等药物配伍，如远志丸。

② 治健忘，与人参、茯苓、石菖蒲等药物配伍，如开心散。

2. 癫痫惊狂

治痰阻心窍之癫痫抽搐、发狂，与天麻、全蝎配伍。

3. 咳嗽痰多

治疗外感风寒所致之咳嗽痰多黏稠、咳吐不爽，可与杏仁、瓜蒌等药配伍。

4. 痈疽疮毒，乳房肿痛，喉痹

① 治痈疽疮毒，乳房胀痛，可单用为末，黄酒送服或隔水蒸软，加少量黄酒捣烂敷于患处。

② 治疗喉痹作痛，以本品为末，吹出，涎出为度。

【配伍药对】

**远志 茯苓** 远志长于安神益智，茯苓长于宁心安神，二药配伍主要用于心神不宁、心悸、失眠、健忘。

远志　石菖蒲　二药均能安神益智，合用主要用于心神不宁、心悸、失眠、健忘。

人参　远志　两药相须为用，通心窍、交心肾，滋养阴血，益肾健脑聪智，抗抑郁之功倍增，开心益智。

【角药】

茯神　远志　酸枣仁　具有补心益肝安神之功。主治心肝血虚、神失所养。症见：失眠心悸、虚烦不眠、头目眩晕、咽干口燥，舌红，脉弦细。

龙齿　远志　酸枣仁　具有镇静安神之功。主治体虚失眠重症。症见：失眠日久、心神不宁、心悸不眠、健忘多梦，舌淡红，脉弦细。

五味子　远志　蛇床子　具有散寒燥湿、消肿散结之功。本方主治不明确，以方测证，为寒湿凝滞证。症见：女子阴疮，外阴湿冷、瘙痒，白带清稀；男子阴筋、阴囊潮湿，或生结节，伴痿软，早泄等症。

【炮制、用法、用量】煎服，3～10 g；外用适量，化痰止咳宜炙用。

【用药禁忌】凡实热或痰火内盛者，以及有胃溃疡或胃炎者慎用。

【临床应用】

赵某，男，38 岁。2014 年 3 月 15 日初诊，诉健忘失眠 1 年余，头晕，脱发严重，脉细无力。

诊断：不寐（气血两虚证）。

投以人参 10 g，远志 10 g，石菖蒲 12 g，黄芪 20 g，熟地 20 g，当归 10 g，川芎 10 g，炒白芍 12 g，香附 15 g，炒白术 10 g，桑椹 20 g，桂枝 12 g，茯神 10 g，女贞子 15 g，龙骨 10 g，牡蛎 10 g，炙甘草 6 g。服药四剂，脱发止，健忘失眠好转。遂以前方化裁治疗 1 月，诸症皆除。

按："远志、人参巧含开心益智"。远志，味辛、苦，性温，善宣通泄达，既能开心气宁心神，又能通肾气而强志不忘，是交通心肾、安神益智之佳品，能利九窍，益智慧，耳目聪明，不忘，强志，人参能补益心肾之气，并能安神益智，也是治疗健忘常用药物，能补五脏，安精神，定魂魄，止惊悸，除邪气，明目，开心益智，两药相使可益气养心、益智明目，共奏开心益智之功效，对健忘失眠有良好的治疗效果。

# 第十八章
# 开 窍 药

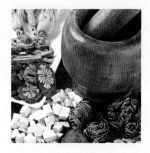

以开窍醒神为主要作用，治疗神昏闭证的药物，称为开窍药，又名芳香开窍药。

本类药气味多辛香而善于走窜，皆入心经，具有开窍醒神的作用。主要用于治疗温热病热陷心包证、痰浊、瘀血等蒙蔽心窍所致的神昏谵语，兼见惊风、癫痫、中风等猝然昏厥、痉挛抽搐等症。

开窍药辛香走窜，为救急、治标之品，且能耗气而伤阴，故只宜暂服，不可久用；因本类药物性质辛香，其有效成分易于挥发，内服多不宜入煎剂，只入丸剂、散剂服用。

开窍药 〔 气味多辛香，入心经，具有开窍醒神的作用，用于温热病热陷心包证、痰浊、瘀血等蒙蔽心窍所致的神昏闭证。（麝香）

注意事项：本类药物辛香走窜，为救急、治标之品，只宜暂服，不可久用；本类药物辛香，内服多不入煎剂，只入丸剂、散剂服用。

本品首载于《神农本草经》，为鹿科动物林麝 *Moschus berezovskii* Flerov、马麝 *Moschus sifanicus* Przewalski 或原麝 *Moschus moschiferus* Linnaeus 成熟雄体香囊中的干燥分泌物。主产于四川、西藏、云南等地。野生麝多在冬季至次春猎取后，割取香囊，阴干，习称"毛壳麝香"，用时剖开香囊，除去囊壳，称为"麝香仁"，其中呈颗粒状者称"当门子"。家麝直接从香囊中取出麝香仁，阴干。

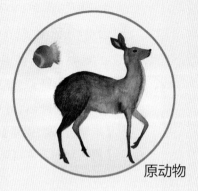
原动物

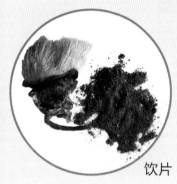
饮片

【别名】元寸、当门子、臭子、香脐子、四味臭、寸香。

【药性】味辛，性温。归心、脾经。

【功效】开窍醒神，活血通经，催生下胎，消肿止痛。

【应用】

1. 闭证神昏

① 治热陷心包、痰热蒙闭心窍、小儿惊风、中风痰厥等热闭神昏，可配伍牛黄、珍珠、冰片等药，如安宫牛黄丸、紫雪丹、至宝丹等。

② 治寒痰水湿闭阻心窍之寒闭神昏，常配伍苏合香、安息香、檀香等药，如苏合香丸。

2. 血瘀经闭，癥瘕，跌打损伤，风湿痹痛

① 治瘀血阻滞所致经闭、痛经、月经不调，常与当归、红花等药同用。

② 治心腹暴痛，可与丹参等药同用。

③ 治跌打损伤，配伍乳香、红花等，如七厘散。

④ 治风寒湿痹证，可与独活等药同用。

⑤ 治血瘀重症，可与水蛭、三棱等药配伍。

3. 难产、死胎、胞衣不下

治难产、死胎、胞衣不下，与肉桂为散，如香桂散。

4. 疮疡肿毒，瘰疬痰核，咽喉肿痛

① 治疮疡肿毒，常与雄黄、乳香等同用，如醒消丸、牛黄醒消丸等。

② 治咽喉肿痛，可与牛黄、蟾酥、珍珠等配伍，如六神丸。

【炮制、用法、用量】入丸散，每次 0.03～0.1 g。外用适量。

【用药禁忌】孕妇禁用。只用于实证、闭证，忌用于脱证，虚证亦当慎用。

# 第十九章
# 平肝息风药

以平肝潜阳、息风止痉为主要作用，主治肝阳上亢或肝风内动病证的药物，称平肝息风药。

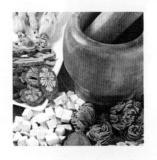

本章药物皆入肝经，药性多属寒凉，此类药物多为介类、虫类等动物药及矿物药，主要用于肝阳上亢之头晕目眩及肝风内动之痉挛抽搐，配伍后也可用于治疗目赤肿痛、失眠、中风偏瘫、风湿痹痛等病证。

本章药物有性偏寒凉或性偏温燥之不同，故应区别使用，如脾虚慢惊者，不宜使用寒凉之品；阴血亏虚者，当忌温燥之品；阳气下陷者亦忌用本章药物。

平肝息风药

1. 平肝潜阳药——性寒、质沉重，以介类、矿石为主——平肝潜阳——主治肝阳上亢等病证，包括眩晕、头痛、急躁易怒、夜寐多梦等。

   （代赭石）

2. 息风止痉药——动物药为主——息风止痉——用于震颤、抽搐、痉厥等肝风内动病证。

   （钩藤、地龙）

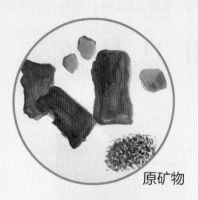

原矿物

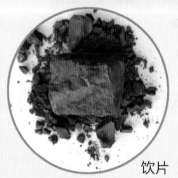

饮片

## 01 赭石
### Zhě shí

本品首载于《神农本草经》,为氧化物类矿物刚玉族赤铁矿,主含三氧化二铁($Fe_2O_3$)。主产于山西、河北、河南、山东等地。采挖后,除去杂石,打碎。生用或醋淬研粉用。

【别名】须丸、代赭、血师、铁朱、红石头。

【药性】味苦,性寒。归肝、心、肺、胃经。

【功效】平肝潜阳,重镇降逆,凉血止血。

【应用】

1. 肝阳上亢,头晕目眩

治肝肾阴虚、肝阳上亢者,与龟甲、牡蛎、白芍等药配伍,如镇肝息风汤。

2. 呕吐,呃逆,噫气,气逆喘息

① 治胃气上逆之呕吐、呃逆、噫气不止,与旋覆花、半夏、生姜等药同用,如旋覆代赭汤。《伤寒论》:"伤寒发汗若吐若下解后,心下痞硬,噫气不除者。旋覆代赭汤主之。"

② 治气逆喘息,可单用本品研末,米醋调服取效。

3. 血热吐衄,崩漏

治血热妄行之吐血、衄血,可与白芍等同用。

【配伍药对】

赭石　旋覆花　二药均主降,可降逆止呕,用于胃气上逆之呕吐、呃逆等。

【角药】

旋覆花　半夏　赭石　共奏和胃降逆、下气消痰之功。主治胃气虚弱,痰浊内阻,胃失和降。症见:胃脘胀满、嗳气、呃逆或恶心呕吐,舌苔白滑,脉弦滑无力。

龙骨　牡蛎　赭石　具镇肝息风、滋阴潜阳

之功。主治肝肾阴亏、肝阳上亢、气血逆乱之证。

大黄　肉桂　赭石　合用主治寒热夹杂之血证。症见：肝郁多怒，胃郁气逆，致吐血、衄血及呕吐，屡服他药不效者。

【炮制、用法、用量】煎服，9～30 g，先煎。降逆、平肝生用；止血煅用。

【用药禁忌】

虚寒证者及孕妇慎用。

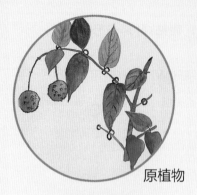

原植物

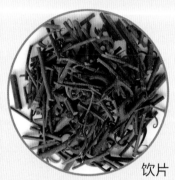

饮片

本品首载于《名医别录》，为茜草科植物钩藤 *Uncaria rhynchophylla*（Miq.）Miq. ex Havil.、大叶钩藤 *Uncaria macrophylla* Wall.、毛钩藤 *Uncaria hirsuta* Havil.、华钩藤 *Uncaria sinensis*（Oliv.）Havil. 或无柄果钩藤 *Uncaria sessilifructus* Roxb. 的干燥带钩茎枝。产于长江以南各地。秋、冬二季采收，去叶，切段，晒干。生用。

【别名】勾丁、莺爪风、挂钩藤、钓钩藤、钓藤钓子。

【药性】味甘，性微寒。归肝、心包经。

【功效】息风止痉，清肝平肝。

【应用】

1. 肝风内动，惊痫抽搐

① 治肝风内动，手足抽搐，常与天麻、全蝎等药同用。

② 治温热病热极生风，痉挛抽搐，与羚羊角、霜桑叶、京川贝、鲜生地、滁菊花、茯神、白芍、生甘草、淡竹等配伍，如羚角钩藤汤。

③ 治小儿夜啼，与蝉蜕、薄荷同用。

2. 肝阳上亢之头痛眩晕

治肝阳上亢者，常与天麻、石决明等药同用。

3. 肝火上攻之头痛目赤

治肝火上攻者，与夏枯草、栀子、黄芩等药配伍。

【配伍药对】

钩藤　天麻　二药均能平肝息风，可用于肝阳上亢之头晕目眩、肝风内动之痉挛抽搐。

钩藤　羚羊角　二药均能清热平肝息风，主要用于热极生风之痉挛抽搐。

【角药】

天麻　钩藤　石决明　具有平肝息风的功效。主治肝阳偏亢、肝风上扰证。症见:头痛眩晕、失眠,舌红、苔黄,脉弦。

钩藤　黄芪　川芎　有利于改善血管神经性疾病的病理改变和促进机体康复。主治脑血管病、肢体偏瘫之气血失调、血脉不通。

钩藤　菊花　夏枯草　共奏清热、平肝之效。主治高血压属肝阳上亢者。

露蜂房　钩藤　重楼　共奏清热解毒、平肝息风、祛痰止咳之效。主治小儿痰热咳喘。

钩藤　鸡血藤　威灵仙　共奏祛风散寒、通络止痛之效。主治风寒痹证的关节疼痛。

【炮制、用法、用量】煎服,3～12 g,后下。

【用药禁忌】脾胃虚寒,慢惊风者慎用,无火者勿服。

【鉴别用药】天麻　钩藤

| | 天麻　钩藤 |
|---|---|
| 相同点 | 二药均可息风止痉、平抑肝阳。主要用于肝风内动,惊痫抽搐及肝阳上亢所致眩晕头痛。 |
| 不同点 | 天麻性平,可用于寒热虚实各种动风,还可祛风通络,用于中风肢麻、瘫痪及风湿痹痛。<br>钩藤性凉,热盛动风,小儿高热惊风尤宜。其他如破伤风、癫痫等也可用。又可清热平肝,用于肝火上攻之头痛目赤。 |

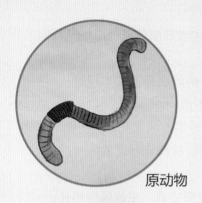

原动物

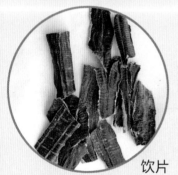

饮片

## 03 地龙 dì lóng

本品首载于《神农本草经》，为钜蚓科动物参环毛蚓 *Pheretima aspergillum*（E. Perrier）、通俗环毛蚓 *Pheretima vulgaris* Chen、威廉环毛蚓 *Pheretima guillelmi*（Michaelsen）或栉盲环毛蚓 *Pheretima pectinifera* Michaelsen 的干燥体。前一种习称"广地龙"，主产于广东、海南、广西等地；后三种习称"沪地龙"，主产于上海、浙江、江苏、安徽等地。广地龙春季至秋季捕捉，沪地龙夏季捕捉，及时剖开腹部，除去内脏及泥沙，洗净，晒干或低温干燥。生用。

【别名】蚯蚓、丘蚓、地龙子、土嬗、虫蟮、土龙。

【药性】味咸，性寒。归肝、脾、膀胱经。

【功效】清热定惊，通经活络，平喘，利尿。

【应用】

1. 高热惊痫，癫狂

治温病热极生风神昏谵语、痉挛抽搐之证，宜与钩藤、牛黄、白僵蚕等药同用。

2. 半身不遂，风湿痹证

① 治疗中风后气虚血滞经络不通、半身不遂、口眼㖞斜者，常与黄芪、当归尾、川芎、赤芍等益气活血药配伍，如补阳还五汤。

② 治关节红肿疼痛、屈伸不利之热痹，与秦艽、防己等药配伍。

③ 治风寒湿痹，须与川乌、天南星等药配伍，如小活络丸。

3. 肺热哮喘

治邪热壅肺、肺失肃降之喘息不止、喉中哮鸣有声者，可与石膏、杏仁等药同用。

4. 小便不利

治热结膀胱小便不利,可与车前子、木通等药同用。

【角药】

全蝎　蜈蚣　地龙　具有祛风通络、解痉止痛之功。主治痹症。症见:肢体、关节酸楚疼痛,苔薄白,脉多缓,或热极生风所致的惊厥。

地龙　蝉衣　僵蚕　具有解痉平喘、息风止痉之功。主治久咳或喘促不宁。

葛根　白蒺藜　地龙　共奏清肝散邪、通络止痛之效。主治头痛。

地龙　杏仁　桃仁　共奏活血通络、降气解痉、止咳平喘之效。主治久病入络、肺络壅滞之痰瘀阻络、顽固性咳喘,可用于治疗肺气肿、肺心病之咳喘。

犀角　赤芍　地龙　共奏清热祛风除湿之效。主治风湿热痹。

地龙　白僵蚕　射干　共奏祛风化痰、利咽止咳之效。主治咽痒、咳嗽与咳痰不利。

【炮制、用法、用量】煎服,5～10 g。

【用药禁忌】脾胃虚寒无实热者及孕妇忌服。

【鉴别用药】全蝎　蜈蚣

| | 全蝎　蜈蚣 |
|---|---|
| 相同点 | 二药均可息风止痉、攻毒散结、通络止痛。凡惊风抽搐,破伤风;疮疡肿毒,瘰疬结核,肿瘤,以及顽固性头痛、风湿痹痛等证,常相须为用。 |
| 不同点 | 全蝎性平,息风止痉,攻毒散结之功不及蜈蚣,毒力较小。<br>蜈蚣力猛性燥,善走窜通达,息风止痉,攻毒疗疮,通痹止痛之效较强,毒力也大。 |

# 第二十章
# 补 虚 药

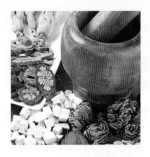

以补虚扶弱、纠正人体气血阴阳虚衰为主要功效，治疗虚证的药物，称为补虚药，或补益药。

本章药物既有甘温益气助阳之药，以温补形体之虚寒；又有甘寒滋阴养血之品，能滋养阴血津液之不足。本类药物根据其功效和主要适应证的不同可分为补气药、补阳药、补血药、补阴药四类，分别针对气虚证、阳虚证、血虚证、阴虚证的治疗。

使用补虚药时，还应注意顾护脾胃，适当配伍健脾消食药，以促进运化，使补虚药能充分发挥作用。虚弱证一般病程较长，补虚药宜作蜜丸、煎膏（膏滋）、片剂、口服液、颗粒剂或酒剂等，以便保存和服用。如作汤剂，应适当久煎，使药味尽出。补虚药原为虚证而设，凡身体健康，并无虚弱表现者，不宜滥用，以免导致阴阳平衡失调，气血不和，"误补益疾"。实邪方盛，正气未虚者，以祛邪为要，亦不宜用本类药，以免"闭门留寇"。

补虚药

1. 补气药——甘、平/温/寒——补脾益气——用于肺、脾、心、肾气虚证及虚极欲脱。
   （党参、黄芪、甘草、白术）

2. 补阳药——甘温、咸温——温补肾阳——主要用于肾阳虚，部分用于脾肾阳虚证。
   （淫羊藿、杜仲）

3. 补血药——甘、平/温——补血养血——用于心、肝血虚证。
   （当归、熟地、白芍、阿胶）

4. 补阴药——甘、寒/凉——滋补阴液——用于肺、胃、肝、肾、心阴虚证。
   （麦冬、枸杞子）

## 第一节　补气药

本类药物性味多甘温（或甘平），以补脾气和补肺气为主，部分药物能补心气、补肾气，个别药物能补元气，主要用于：脾气虚证，症见食欲不振，脘腹胀满，大便溏薄，体倦神疲，面色萎黄，消瘦或一身浮肿，甚或脏器下垂等；肺气虚证，症见气少喘促，动则益甚，咳嗽无力，声音低怯，易出虚汗等；心气虚证，症见心悸怔忡，胸闷气短，活动后加剧等；肾气虚证，症见尿频或尿后余沥不尽，或遗尿，或男子早泄遗精，女子带下清稀等；元气虚极欲脱，可见气息短促、脉微欲绝等。

**01　党参 dǎng shēn**

本品首载于《增订本草备要》，为桔梗科植物党参 *Codonopsis pilosula* (Franch.) Nannf.、素花党参 *Codonopsis Pilosula* Nannf. var. *modesta* (Nannf.) L. T. Shen 或川党参 *Codonopsis tangshen* Oliv. 的干燥根。主产于山西、陕西、甘肃。秋季采挖，洗净，晒干，切厚片。生用。

【别名】炒党参、防党、狮头参、川党、黄参。

【药性】味甘，性平。归脾、肺经。

【功效】补脾益肺，养血生津。

【应用】

1. 脾肺气虚证

① 治脾气虚弱所致的体虚倦怠、食少便溏、吐泻等证，与白术、茯苓配伍。

② 治肺气亏虚所致的咳嗽气促、语声低弱，与黄芪、蛤蚧配伍。

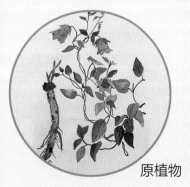

原植物

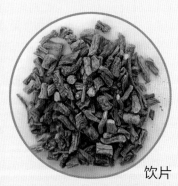

饮片

2. 气津两伤证

治气津两伤的轻证,与麦冬、五味子等药配伍。

3. 气血两虚证

治气血双亏所致面色苍白或萎黄,头晕心悸,体弱乏力等证,与白术、当归等药配伍。

【角药】

党参　黄芪　白术　具有益气健脾之功。主治气虚脾弱、倦怠乏力、气短懒言等症。

白术　党参　木香　共奏益气健脾、和胃养心之效。主治心胃之病,如冠心病。症见:胸闷腹胀、嗳气呃逆。

党参　丹参　苦参　共奏益气活血清火之效。主治气血不足所导致的心悸之证。

葛根　槟榔　党参　共奏培补中气、和调升降之效。主治脘腹胀满、泄泻之病证。

麦冬　党参　半夏　共奏养胃阴、益中气、降胃气之效。主治胃虚阴虚之呕逆。症见:呕吐反复发作,或时有干呕恶心、口燥咽干、饥不思食,伴有精神萎靡、少气懒言、四肢困倦,舌质红瘦少苔,脉小无力,胃虚呕逆之病症。

【炮制、用法、用量】煎服,9～30 g。

【用药禁忌】不宜与藜芦同用。实证、热证而正气不虚者,不宜用。

【鉴别用药】人参　党参

| | 人参　　党参 |
| --- | --- |
| 相同点 | 二药均具有补脾益肺、益气生津、益气生血之功,均可用于脾气虚、肺气虚、津伤口渴、消渴、血虚及气虚邪实之证。 |
| 不同点 | 党参味甘性平,作用缓和,古方治轻症和慢性疾病,可用党参代替人参,对于急症、重症则以人参为宜,由于党参不具有益气救脱之功,故凡元气虚脱之证,应以人参急救虚脱,不能以党参代替。<br>人参可补元气,益气助阳,安神益智,用于元气虚极欲脱之证及肾虚气喘、失眠、健忘等病证。 |

## 02 黄芪 huáng qí

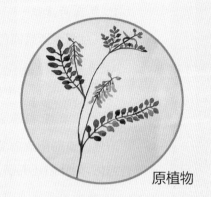

原植物

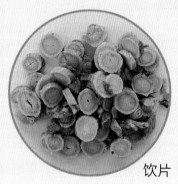

饮片

本品首载于《神农本草经》，为豆科植物蒙古黄芪 *Astragalus membranaceus*（Fisch.）Bge. var. *mongholicus*（Bge.）Hsiao 或膜荚黄芪 *Astragalus membranaceus*（Fisch.）Bge. 的干燥根。主产于内蒙古、山西、黑龙江等地。春、秋二季采挖，晒干。生用或蜜炙用。

【别名】戴椹、绵黄耆、白水耆、赤白耆、箭芪、口芪、王孙。

【药性】味甘，性微温。归脾、肺经。

【功效】补气升阳，利水消肿，固表止汗，生津养血，托毒排脓。

【应用】

1. 脾肺气虚及中气下陷诸证

① 治脾气虚弱，倦怠乏力，食少便溏者，可与人参、白术配伍。

② 治脾虚中气下陷所致久泻脱肛、内脏下垂者，与人参、升麻、柴胡等配伍，如补中益气汤。

③ 治中焦虚寒、腹痛拘急，与桂枝、白芍、甘草等配伍，即黄芪建中汤。

④ 治肺气虚弱、咳喘气短，多与紫菀、五味子等配伍。

2. 气虚浮肿，小便不利

治脾虚水湿失运之浮肿尿少者，与白术、茯苓、防己等药配伍，如防己黄芪汤。《金匮要略》："风湿，脉浮身重，汗出恶风者，防己黄芪汤主之。"

3. 表虚自汗

治表虚自汗易感风邪者，常与白术、防风配伍，如玉屏风散。

4. 气血两虚证

治气血两虚所致面色萎黄,与当归配伍,即当归补血汤。

5. 消渴证

治内热消渴,可与生地黄、麦冬、天花粉等药同用。

6. 关节痹痛,肢体麻木或半身不遂

治气虚血滞所致的关节痹痛、肢体麻木或半身不遂,与当归、红花、地龙等药配伍,如补阳还五汤。

7. 痈疽难溃或久溃不敛

① 疮疡中期,正虚毒盛不能托毒外达,疮形平塌,根盘散漫,难溃难腐者,与当归、白芷等配伍,如托里透脓散。

② 溃疡后期,疮口难敛者,与人参、白术、茯苓、炙甘草、熟地、当归、川芎、白芍、肉桂配伍,如十全大补汤。

【配伍药对】

黄芪　当归　黄芪可补气养血,当归可补血活血,二药合用能补气养血,主要用于气血两虚所致诸证。

【角药】

黄芪　升麻　柴胡　具有补中益气、升阳举陷的功效。主治气虚下陷证。症见:久痢脱肛、子宫脱垂、久泻、久痢,舌淡苔白,脉虚软无力。

黄芪　白术　防风　具有益气固表止汗之功。主治表虚自汗,亦治虚入腠理不固,易于感冒。

黄芪　人参　炙甘草　有补中益气、甘温除热、升阳益胃之功。主治少气懒言、体倦无力。症见:食欲不振,或发热日久、形体消瘦,舌淡苔白,脉虚软无力。

党参　黄芪　白术　具有益气健脾之功。主治气虚脾弱、倦怠乏力、气短懒言等症。

当归　黄芪　白芍　共奏益气养血之功。主治产后失血过多、腰痛、身热、自汗之证。

黄芪　麻黄根　牡蛎　具有益气固表敛汗之功。主治阴阳俱虚,自汗盗汗。症见:身常出汗、夜卧尤甚、久而不止、心悸惊惕、短气倦怠,舌质淡,脉细弱。

黄芪　麻黄根　当归　具有补益气血、固表敛汗之功。主治气血虚弱所致的自汗、盗汗。症见:汗出不止、少气懒言、面色㿠白,或产后虚汗不止,舌质淡白,脉细无力。

生黄芪　山药　生地黄　共奏益气生津、健脾补肾之效。主治消渴。

黄芪　桔梗　生甘草　共奏托疮生肌、排脓解毒之效。主治疮疡成脓不溃,或溃后久不生口,属气血不足者。

钩藤　黄芪　川芎　有利于改善血管神经性疾病的病理改变和促进机体康复。主治脑血管病、肢体偏瘫之气血失调、血脉不通。

人参　黄芪　三七　共奏益气活血、止血止痛之效。主治消化性溃疡及慢性胃炎。症见:胃脘胀痛,有出血征象,辨证属脾虚气弱者。

黄芪　磁石　肉苁蓉　共奏温肾潜阳、固本培元之效。主治肾阳虚证。症见:腰背冷痛,阳痿遗精,神疲气怯,面色黧黑,头晕耳鸣,畏寒肢冷,小便不利或夜尿频多。

【炮制、用法、用量】煎服,9～30 g。一般认为,治气虚卫表不固、疮疡脓成不溃、溃后不敛者,多用生品;蜜炙可增强其补中益气作用,多用于气血不足、中气下陷、脾肺气虚。

【用药禁忌】凡表实邪盛、气滞湿阻,食积内停,阴虚阳亢、疮痈初起或溃后热毒尚盛等证均不宜用。

【临床医案】

患者,女,33 岁。腰背疼痛近 1 年,受风寒或劳累后则加剧,1 年前坐月子期间有受凉史。曾于某医院西医 CT 诊断为腰背部皮下筋膜炎,多处治疗效果不佳。2019 年 1 月 17 日初诊见:患者瘦弱、面色萎黄,腰背部伴双下肢冷痛,疼痛呈游走性,且腰背部可触及多处硬结和条索,晨起肌肉僵硬,稍作活动后则减,并伴有畏风寒、乏力、无汗、易感冒、前额疼痛的症状,舌体略胖大,舌色淡苔白水滑,舌下脉络紫黯迂曲,脉沉细而弱。

诊断:痹证(气血亏虚,风寒阻络证)。

治则治法:固表调气血,疏风散寒止痛,以疗风虚瘦弱方加减化裁,药用黄芪 30 g,桂枝 15 g,白芍 15 g,肉桂 10 g,淫羊藿 15 g,羌活 6 g,防风 15 g,独活 15 g,白芷 15 g,麸炒白术 20 g,当归 20 g,川芎 15 g,熟地黄 15 g,炙甘草 20 g,生姜 3 片,大枣 4 枚,1 剂/日,分早、晚 2 次服,取药 6 剂。嘱患者规避风寒,劳逸结合。

2019 年 1 月 24 日二诊:服药后腰背部、双下肢冷痛减轻,精神状态、畏风寒有所好转,前额疼痛消失,但仍有游走性疼痛,腰背部触及多处硬结和条索,晨起腰背部僵硬,舌体略胖、色淡苔白水滑,舌下脉络紫黯迂曲,脉细弱。上方减白芷至 10 g,加木瓜 15 g,王不留行 15 g,蜈蚣 1 条。用法同上,续服 6 剂。

2019年1月31日三诊：服药后腰背部、双下肢冷痛大为缓解，游走性疼痛消失，仅晨起时稍有疼痛，面色较前红润，腰背部硬结和条索较前柔软、缩小，舌淡苔薄白，舌下脉络迂曲，脉细弱但较前有力。上方去白芷，减羌活至3 g，独活至10 g，当归加至30 g，加海藻、昆布各15 g。续服12剂，用法同前。2019年8月20日电话回访，自述服用2剂中药后，疼痛已消，腰背部未触及明显硬结和条索，精神明显好转，余无明显不适，半年来诸症未再犯。

按：本例腰背疼痛近1年，1年前坐月子期间有受凉史，故可推测患者产后气血亏虚，正气不足不敌风寒之邪，气血亏虚则面黄、瘦弱、乏力、舌淡苔白；卫气不足不可充皮肤、温分肉、肥腠理、司开合，以敦煌疗风虚瘦弱方为基，合用玉屏风散固表调气血，重用黄芪补气疗虚固表，以他药共同调气血散邪气，专治疗表虚腠理不得固，里虚五脏不得充，他邪纷以夹杂趁虚而入之疾。

【鉴别用药】人参　党参　黄芪

| | 人参　党参　黄芪 |
|---|---|
| 相同点 | 三者皆能补脾益肺、生津、养血，相须为用，增强疗效。治疗肺脾气虚证，津伤口渴，气血亏虚病证。 |
| 不同点 | 人参：补气作用较强，为补气救脱第一要药，并有益气固脱、安神益智、补气助肾阳之功，治疗元气虚极欲脱、心悸失眠及肾阳虚衰等病证。<br>党参：补气之力较为平和，专于补益脾肺之气。<br>黄芪：长于补气升阳、利水消肿、益卫固表、托疮生肌，适用于脾虚中气下陷、气虚水肿、表虚自汗、疮疡溃久难敛等证。 |

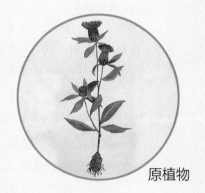

原植物

本品首载于《神农本草经》，为菊科植物白术 *Atractylodes macrocephala* Koidz. 的干燥根茎。主产于浙江、湖北、湖南等地。冬季下部叶枯黄、上部叶变脆时采挖，烘干或晒干。生用或土炒、麸炒用。

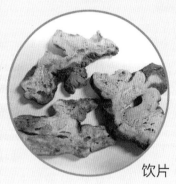

饮片

【别名】术、山连、山芥、天蓟、吃力伽、冬白术。

【药性】味甘、苦，性温。归脾、胃经。

【功效】健脾益气，燥湿利水，止汗，安胎。

【应用】

1. 脾气虚证

① 治脾气虚弱之食少神疲，与人参、茯苓、炙甘草配伍，即四君子汤。

② 治脾胃虚寒之腹满泄泻，与人参、干姜、炙甘草配伍，即理中汤。

2. 痰饮，水肿

① 治脾虚痰饮内停者，与桂枝、茯苓等配伍，如苓桂术甘汤。《金匮要略》："心下有痰饮，胸胁支满，目眩，苓桂术甘汤主之。"

② 治脾虚水肿，与茯苓、泽泻等配伍，如四苓散。

3. 气虚自汗

治脾虚气弱，卫表不固而自汗，可与黄芪、防风等配伍，如玉屏风散。

4. 胎动不安

治脾虚气弱，胎动不安之证，兼腰酸腹痛者，与杜仲、续断、菟丝子等合用。

【配伍药对】

白术 槟榔 具有补气健脾、消食行气的作用。主治脾胃虚弱，气滞食积所致腹胀纳呆、肢体困倦、大便不畅。

【角药】

**人参　干姜　白术**　具有温中祛寒、补气健脾的功效。主治中焦虚寒，自利不渴、呕吐腹痛、不欲饮食，以及霍乱等；小儿慢惊病后喜唾涎沫，以及胸痹等由中焦虚寒所致者。

**人参　白术　茯苓**　具有益气健脾、燥湿化痰的功效。主治脾虚不运，痰饮内停。症见：气短乏力、食少乏力、便溏痞满，吐泻及脾虚水肿等。

**黄芪　白术　防风**　具有益气固表止汗的功效。主治表虚自汗，亦治虚入腠理不固易于感冒。

**党参　黄芪　白术**　具有益气健脾的功效。主治气虚脾弱、倦怠乏力、气短懒言等症。

**天麻　制半夏　白术**　具有化痰降逆、理气和中的功效。主治痰浊中阻证。症见：头晕、头痛昏蒙、胸脘满闷、呕恶痰涎，舌苔白腻，脉滑或弦滑。

**枳实　白术　陈皮**　具有健脾理气消痞的功效。主治脾虚气滞、饮食停聚。症见：脘腹痞满、不思饮食，舌淡苔白。

**苁蓉　白术　枳壳**　共奏滋阴助阳、健脾理气通便之效。主治虚秘证。

**茯苓　白术　桂枝**　共奏温阳利水化饮之效。主治饮邪所致之眩晕病证。症见：眩晕如坐船中，发作时呕吐清水，伴面色萎黄、虚浮、饮食不佳，舌质淡，苔薄腻，脉弦滑。

**白术　白芍　黄芩**　共奏抑肝和胃之效。主治妊娠期间腹胀、眩晕呕吐、胎动不安等证。

**白术　党参　木香**　共奏益气健脾、和胃养心之效。主治心胃之病，如冠心病。症见：胸闷腹胀、嗳气呃逆。

【炮制、用法、用量】煎服，6～12 g。燥湿利水宜生用，补气健脾宜炒用，健脾止泻宜炒焦用。

【用药禁忌】本品温燥，阴虚内热或津液亏耗燥渴者不宜用。

【鉴别用药】白术　苍术

| | 白术　苍术 |
|---|---|
| 相同点 | 两者均可健脾燥湿，用于脾虚湿困中焦证。 |
| 不同点 | 白术长于益气健脾，多用于脾气虚证及脾虚湿困偏于虚证者，兼能利水、固表止汗、安胎，可用于脾虚痰饮、水肿、气虚自汗、脾虚失养、胎动不安。<br>苍术燥散性强，长于燥湿，多用于脾虚湿困偏于实证者，又可祛风湿、解表、明目，用于风湿痹痛、风寒挟湿表证、夜盲症。 |

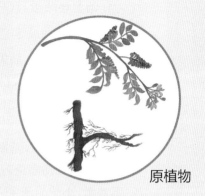

原植物

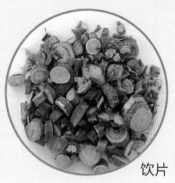

饮片

## 04 甘草
gān cǎo

本品首载于《神农本草经》，为豆科植物甘草 *Glycyrrhiza uralensis* Fisch.、胀果甘草 *Glycyrrhiza inflata* Bat. 或光果甘草 *Glycyrrhiza glabra* L. 的干燥根和根茎。主产于内蒙古、新疆、甘肃等地。春、秋二季采挖，除去须根，晒干，切片。生用或蜜炙用。

【别名】蜜甘、蜜草、美草、粉草、甜草、国老、棒草。

【药性】味甘，性平。归心、肺、脾、胃经。

【功效】补脾益气，清热解毒，祛痰止咳，缓急止痛，调和诸药。

【应用】

1. 心气虚之心动悸，脉结代

治心气虚所致的心动悸，脉结代，常与人参、阿胶、桂枝等配伍，如炙甘草汤。《伤寒论》："伤寒脉结代，心动悸，炙甘草汤主之。"

2. 脾气虚证

治脾气虚弱所致的倦怠乏力，食少便溏等，常与人参、白术、茯苓配伍，即四君子汤。

3. 痰多咳嗽

① 治风寒咳嗽，与麻黄、杏仁配伍，如三拗汤。

② 治肺热咳喘，常与石膏、麻黄、杏仁配伍，即麻杏甘石汤。《伤寒论》："发汗后，不可更行桂枝汤，汗出而喘，无大热者，可与麻黄杏仁石膏甘草汤。"

③ 治寒痰咳喘，常与干姜、细辛配伍，如苓甘五味姜辛汤。《金匮要略》："冲气即低，而反更咳，胸满者，用苓甘五味甘草汤，去桂加干姜、细辛，以治其咳满。"

④ 治湿痰咳嗽,常与陈皮、半夏配伍,即二陈汤。

4. 脘腹及四肢挛急作痛

① 治阴血不足,筋失所养而挛急作痛者,常与白芍配伍,即芍药甘草汤。《伤寒论》:"伤寒脉浮,自汗出。小便数,心烦,微恶寒,脚挛急,反与桂枝汤,欲攻其表,此误也,得之便厥。咽中干,烦躁吐逆者,作甘草干姜汤与之,以复其阳。"

② 治脾胃虚寒,营血不能温养所致腹痛者,常与桂枝、白芍、饴糖等配伍,如小建中汤。《伤寒论》:"伤寒,阳脉涩,阴脉弦,法当腹中急痛,先与小建中汤;不差者,小柴胡汤主之。"

5. 热毒疮疡,咽喉肿痛及药物、食物中毒

① 治热毒疮疡,常与金银花、连翘等药配伍。

② 治咽喉肿痛,可与桔梗配伍。

③ 治药物、食物中毒,可用甘草解之,亦可与绿豆或大豆煎汤服。

此外,本品能缓和药物的烈性或减轻毒副作用。

【角药】

桂枝　白芍　甘草　有调和营卫、温中补虚之功。主治外感伤寒表虚证、体虚自汗、寒性腹痛、风湿痹症等。

麻黄　杏仁　甘草　具有解表散寒、宣肺止咳之功。主治外感风寒、肺气不宣。症见:鼻塞身重、语言不出、伤风伤冷、头痛目眩、四肢不舒、咳嗽痰多、胸满气短。

麻黄　附子　炙甘草　具有助阳解表的功效。可用于少阴阳虚、外感风寒、太少两感。症见:恶寒身疼、无汗、微发热,脉沉微或水肿病身面浮肿、气短、小便不利、脉沉而小。

桑白皮　地骨皮　甘草　有清泻肺热、止咳平喘之功。主治肺热咳嗽气喘。症见:皮肤蒸热或发热,午后为甚,舌红、苔黄,脉细数。

银花　当归　甘草　具有清热解毒、活血止痛的功效。主治痈疽。症见:患肢黯红微肿灼热、溃烂腐臭,或痈疽根盘散漫,皮色黯黑、麻、痒、痛。

附子　干姜　炙甘草　共奏回阳救逆之功。主治少阳阳衰、阴寒内盛。症见:四肢厥逆、恶寒、呕吐、不口渴、腹痛,舌苔白滑,脉微。

人参　炙甘草　大枣　具有益气养胃的功效。主治脾胃气虚证。症见:面色萎黄、食欲不振、纳后腹胀、倦怠乏力、少气懒言、大便溏薄,舌淡苔白,脉缓弱。

黄芪　人参　炙甘草　共奏补中益气、甘温除热、升阳益胃之功。症见:少气懒言、体倦无力、食欲不振,或发热日久、形体消瘦,舌淡苔白,脉虚软无力。

黄柏　砂仁　甘草　共奏益气化湿、清火固遗之效。症见：精神疲倦、精关不固、夜梦遗精、体倦神疲、腰腿酸软,舌淡红、苔薄,脉虚。

甘草　小麦　大枣　具有养心安神、柔肝缓急的功效。主治心阴受损、肝气失和之脏燥证。

砂仁　香附　甘草　共奏理气畅中、和胃降逆之效。主治心腹胀满、胸膈噎塞、嗳气吞酸、胃中痰逆呕吐及宿酒不解、不思饮食。

海螵蛸粉　甘草　延胡索　共奏收敛制酸、理气止痛之功。主治胃痛。症见：胃酸过多、胃痛吞酸、吐血衄血。

茯苓　桂枝　甘草　共奏温阳化气利水之效。配伍见于《伤寒论》之茯苓甘草汤。适用于胃阳虚之水饮停心下之证。

土茯苓　板蓝根　生甘草　具有清热燥湿的功效。主治湿热疫毒遏阻中焦。

黄芪　桔梗　生甘草　共奏托疮生肌、排脓解毒之效。主治气血不足所致疮疡成脓不溃,或溃后久不生口。

红花　瓜蒌　甘草　具有气血同理、润燥缓急止痛的功效。症见：胸胁、胃脘疼痛有灼热感、口干、便干,舌尖边红苔薄干燥或有裂纹之燥痛证,或病史迁延已久,屡服理气止痛剂无效,病由气入血化燥者。

附子　甘草　羚羊角　共奏平肝潜阳之效。主治肝阳上亢所致头痛寒热错杂,常法不效者。

甘草　龟板　羚羊角　共奏养阴平肝息风之效。主治午后低热、尿崩症、高血压。

【炮制、用法、用量】煎服,2～10 g。生用性偏凉,可清热解毒；蜜炙药性微温,并可增强补益心脾之气和润肺止咳作用。

【用药禁忌】

1. 不宜与海藻、京大戟、红大戟、芫花、甘遂同用。

2. 本品有助湿壅气之弊,湿盛胀满者不宜用。

3. 大剂量久服可导致水钠潴留,引起水肿。

## 第二节　补阳药

本类药物性味多甘温或咸温，以补助阳气为主要功效，尤以温补肾阳为主。主要用于肾阳虚证，症见：肾阳不足的形寒肢冷、腰膝酸软、性欲淡漠、阳痿早泄、遗精滑精、尿频遗尿、宫寒不孕；肾阳虚而不能纳气的呼多吸少、咳嗽喘促；肾阳衰微，火不生土，脾失温运的腹中冷痛、黎明泄泻；肾阳虚而精髓亦亏的头晕目眩、耳鸣耳聋、须发早白、筋骨痿软，小儿发育不良，囟门不合，齿迟行迟；肾阳虚而气化不行的水泛浮肿；下元虚冷、冲任失调之崩漏不止、带下清稀等。

### 05 淫羊藿
### yín yáng huò

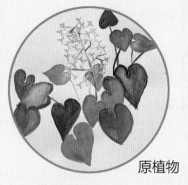

原植物

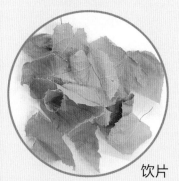

饮片

本品首载于《神农本草经》，为小檗科植物淫羊藿 Epimedium brevicornum Maxim.、箭叶淫羊藿 Epimedium sagittatum（Sieb. et Zucc.）Maxim.、柔毛淫羊藿 Epimedium pubescens Maxim. 或朝鲜淫羊藿 Epimedium koreanum Nakai. 的干燥叶。淫羊藿主产于陕西、山西、甘肃等地，箭叶淫羊藿主产于华东、华南等地（除山东），朝鲜淫羊藿主产于吉林东部和辽宁东部等地。夏、秋季茎叶茂盛时采收，晒干或阴干。生用或以羊脂油炙用。

【别名】仙灵脾、放仗草、千两金、三枝九叶草、三叉骨、黄连祖。

【药性】味辛、甘，性温。归肝、肾经。

【功效】补肾阳，强筋骨，祛风湿。

【应用】

1. 肾阳虚证

① 治肾阳虚衰之男子阳痿不育,可单用本品浸酒服。

② 治女子宫冷不孕,与鹿茸、当归等药配伍。

2. 肝肾不足或风湿久痹

① 治肝肾不足之筋骨痿弱,步履艰难,常与杜仲、巴戟天、桑寄生等药配伍。

② 治风湿久痹,肢体拘挛麻木或疼痛可单用浸酒服,或与天麻、牛膝等配伍,如仙灵脾散。

【配伍药对】

淫羊藿　巴戟天　二药合用能补肾阳,强筋骨,主要用于肾阳虚证及肝肾不足之筋骨痿弱,步履艰难。

【角药】

仙茅　淫羊藿　防己　共奏温阳利水之效。主治肾虚水肿。

【炮制、用法、用量】煎服,6～10 g。

【用药禁忌】相火妄动,阳事易举者慎用。

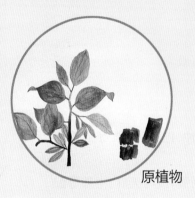

原植物

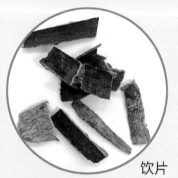

饮片

## 06 杜仲
### dù zhòng

本品首载于《神农本草经》，为杜仲科植物杜仲 *Eucommia ulmoides* Oliv. 的干燥树皮。主产于湖北、四川、贵州等地。4～6月剥取，刮去粗皮，堆置"发汗"至内皮呈紫褐色，晒干。切块或切丝，生用或盐水炒用。

【别名】木棉、思仲、思仙、丝连皮、丝棉皮。

【药性】味甘，性温。归肝、肾经。

【功效】补肝肾，强筋骨，安胎。

【应用】

1. 腰膝酸痛，筋骨无力

治肝肾不足之腰膝酸痛、筋骨痿软，单用浸酒即效，或与补骨脂、核桃仁等配伍，以补肝肾、强筋骨，如青娥丸。

2. 妊娠漏血，胎动不安

治肝肾亏虚之妊娠漏血，常与菟丝子、续断等配伍，如补肾安胎饮。

【配伍药对】

杜仲　断续　二药合用能补肝肾，强筋骨，主要用于肝肾不足之腰膝酸痛，筋骨痿软。

【角药】

胡桃仁　补骨脂　杜仲　共奏补肾温阳、强健腰膝之效。主治肾虚腰痛。症见：腰酸如折、俯仰不利、转侧艰难，舌胖嫩，苔薄，脉沉细。

续断　杜仲　山药　具有益肾补脾、固摄胎元的功效。主治痛经、崩漏、妊娠期间阴道出血。症见：腰膝酸软，妊娠时阴道少量出血，舌淡苔白，脉沉滑尺弱。

续断　杜仲　菟丝子　具有补养肝肾、固冲安胎的功效。主治带下病、崩漏及肾虚冲任不固者。症见:腰膝酸软,平素白带绵绵、月经不调、腰酸疲惫、头昏耳鸣,大便稀,苔薄,质淡,脉濡。

杜仲　地骨皮　萆薢　共奏补肾利湿之效。主治肾虚湿阻之证。

【炮制、用法、用量】煎服,6～10 g。

【用药禁忌】阴虚火旺者慎用。

【鉴别用药】杜仲　续断

| | 杜仲　续断 |
|---|---|
| 相同点 | 　二者均甘、温,入肝、肾经,补肝肾,强筋骨,安胎,用于肝肾不足、腰膝酸痛、筋骨无力,以及胎漏下血、胎动不安。 |
| 不同点 | 　杜仲补肝肾、强筋骨及安胎作用较优,尤善治肾虚腰痛。<br>　续断补益及安胎之力不及杜仲,但能行血脉、续筋骨,消肿止痛,为伤科跌打损伤、筋骨折伤之常用药。 |

# 第三节 补血药

本类药物性味多甘温或甘平，以补血为主要功效，主要用于血虚证。症见：面色苍白无华或萎黄，舌质较淡，脉细或细数无力等。偏于血虚心失所养者，可见心悸、怔忡、心烦、失眠、健忘。偏于血虚肝失所养者可见眩晕、耳鸣、两目干涩、视力减退或肢体麻木、拘急；妇女肝血不足，不能充盈冲任之脉，可见月经愆期、量少色淡，甚至经闭。

## 07 当归 dāng guī

本品首载于《神农本草经》，为伞形科植物当归 *Angelica sinensis* (Oliv.) Diels 的干燥根。主产于甘肃、四川、陕西等地。秋末采挖。生用或酒炒用。

【别名】琴归、马尾归、西归、岷归、甘白、川归、云归。

【药性】味甘、辛，性温。归肝、心、脾经。

【功效】补血活血，调经止痛，润肠通便。

【应用】

1. 血虚诸证

① 治血虚引起的各种证候，常与熟地黄、白芍、川芎配伍，即四物汤。

② 治血虚心失所养之心悸，可与酸枣仁、柏子仁等配伍，如天王补心丹。

③ 治血虚肝失所养之眩晕、耳鸣等，常与熟地黄、白芍等配伍。

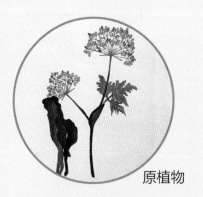

原植物

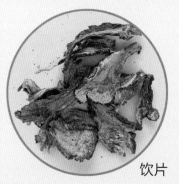

饮片

④ 血虚兼见气虚者,与黄芪配伍,即当归补血汤。

2. 月经不调,经闭痛经

① 凡血虚、血瘀、冲任失调之月经不调,经闭痛经皆可应用,常与熟地黄、白芍、川芎配伍,即四物汤。

② 若血瘀之经闭通经,与桃仁、红花、川芎等配伍,如桃红四物汤。

3. 虚寒腹痛,风湿痹痛,跌扑损伤

① 治虚寒腹痛,常与桂枝、白芍等配伍,如当归建中汤。

② 治风湿痹痛,常与羌活、桂枝、秦艽等配伍,如蠲痹汤。

③ 治跌扑损伤,常与丹参、乳香、没药配伍,如活络效灵丹。

4. 痈疽疮疡

治疮疡初起肿胀疼痛,常与金银花、赤芍、天花粉等配伍,如仙方活命饮。

5. 肠燥便秘

治年老体弱、妇女产后血虚肠燥便秘,常与熟地黄、肉苁蓉、火麻仁等药配伍。

【配伍药对】

当归　白芍　二药合用能养血调经,用于血虚所致月经不调、痛经、经闭。

当归　白芷　《五脏论》中言:"当归有止痛之能,相使还须白芷"。当归、白芷均能止痛,当归为血,白芷为气助血行,二药相使增止痛之力。

【角药】

柴胡　当归　白芍　具有疏肝解郁、健脾和营的功效。主治肝郁血虚而致两胁作痛、寒热往来、头痛目眩、口燥咽干、神疲食少、月经不调、乳房作胀、脉弦而虚。

银花　当归　甘草　具有清热解毒、活血止痛的功效。主治痈疽。症见:患肢黯红微肿灼热、溃烂腐臭,或痈疽根盘散漫,皮色黯黑、麻、痒、痛。

当归　生姜　羊肉　有温中补虚、祛寒止痛之功。主治血虚有寒。症见:寒疝腹痛、胁痛里急,舌淡苔白,脉虚大或沉弦而涩;产后少腹疼痛、痛及腰胁,喜温喜按,舌淡苔白,脉虚大或沉弦而涩。

当归　黄芪　白芍　有益气养血之功。主治产后失血过多、腰痛身热、自汗之证。

黄芪　麻黄根　当归　具有补益气血、固表敛汗之功。主治气血虚弱所致的自汗、盗汗、汗出不止、少气懒言、面色㿠白,或产后虚汗不止、舌质淡白、脉细无力。

当归　丹参　王不留行　三药合用,均入肝经血分,消癥除痕,行血通利之力益彰。

延胡索　当归　桂枝　具有活血化瘀、行气止痛的功效。主治血寒痛经。

当归　桃仁　杏仁　共奏宣肺活血、润肠通便之效。主治血虚肠燥便秘之证。

生地黄　女贞子　当归　共奏滋阴养血之效。主治肝肾阴虚型慢性肾衰竭。

大黄　当归　柴胡　共奏养肝经血、疏肝祛瘀之效。主治劳伤胁痛病证。症见:胁肋疼痛反复发作,稍劳更甚,有外伤史,痛处固定,按之痛甚,伴有大便秘结有时色黑,舌质紫,脉弦涩。

当归　羌活　五灵脂　共奏散寒活血止痛之效。主治痹症。

当归　艾　诃黎勒　三药合用共奏活血行气、祛寒止痛之效,为治疗寒湿腹痛、气血不和之良方。

当归　寄生　白胶　具有益肾固精、养血安胎的功效。主治胎漏、胎动不安、妊娠腹痛等肾虚血亏证。症见:妇人妊娠腹痛腰酸、小腹下坠,或伴有少量阴道出血,时下时止,淋漓不断。

川芎　当归　酒　具有活血养血、通经止痛的功效。主治妊娠腹痛、血瘀气滞证。症见:腹中疼痛,势如将堕,伴腰酸、心慌、胆怯等。

肉桂　牛膝　当归　具有活血逐瘀、温经散寒的功效。主治产后腹痛、血瘀寒凝证。症见:产后少腹坠胀冷痛,恶露不下或量少、有血块,色紫黯,伴畏寒喜暖,口唇紫黯,面色青白,四肢不温,舌质淡黯,或有瘀点瘀斑,苔薄白,脉沉紧。

【炮制、用法、用量】煎服,6～12 g。酒炒可增强活血通经之力。

【用药禁忌】

1. 湿热中阻、肺热痰火、阴虚阳亢等不宜用;胃阴不足、肾虚湿热以及肝阳痰火者慎用。

2. 因润燥滑肠而大便溏泻者慎用。

【临床医案】

患者,女,33岁,农民。2013 年 10 月 9 日就诊,诉头痛一周,自服感冒药未见好转,现以前额及眉棱骨痛为主,项强,烦躁易怒,时有胁胀不适,月经量少,偶有头晕,舌红苔少,脉浮细数。

诊断:头痛。证属外感兼气血两虚、肝郁气滞。

故投以当归 10 g,白芷 10 g,炒蔓荆子 15 g,川芎 10 g,黄芪 20 g,熟地

15 g,旱莲草 30 g,女贞子 30 g,炒白术 10 g,炒白芍 10 g,醋香附 15 g,炒枳实 10 g,黄芩 6 g,焦六神曲 30 g,粉葛 15 g,海螵蛸 20 g,茵陈 10 g,炙甘草 6 g。服药 3 剂,头痛止,遂改他方治疗余症。

按:"当归有止痛之能,相使还须白芷",当归"气温,味辛甘,气味俱轻,可升可降,阳也。多用,大益于血家,诸血证皆用之。但流通而无定,由其味带辛甘而气畅也,随所引导而各至焉"。白芷"气温力厚,通窍行表,为足阳明经祛风散湿主药。故能治阳明一切头面诸疾"。当归为补血通经、活血止痛的主药,白芷解表散寒、祛风止痛,可增强当归止痛的作用。两药相使,亦通亦补,治疗头痛效果极佳。

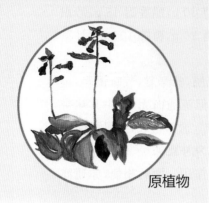

原植物

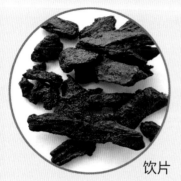

饮片

## 08 熟地黄 shú dì huáng

本品首载于《本草拾遗》，为生地黄的炮制加工品。

【别名】熟地、怀庆熟地、大熟地、熟苄。

【药性】味甘，性微温。归肝、肾经。

【功效】补血滋阴，益精填髓。

【应用】

1. 血虚诸证

治血虚萎黄、心悸怔忡，及妇女月经不调、崩漏下血，常与当归、白芍、川芎配伍，即四物汤，以此方为基础，随证加减，治疗各科疾病之血虚证。

2. 肝肾阴虚诸证

① 治肝肾阴虚之骨蒸潮热，盗汗遗精，内热消渴，常与山药、山茱萸、泽泻、牡丹皮、茯苓等配伍，如六味地黄丸。

② 治肝肾精血亏虚之腰膝酸软，眩晕，耳鸣，须发早白等，常与何首乌、牛膝、菟丝子等配伍，如七宝美髯丹。

【角药】

熟地　黄芪　白芍　具有滋阴补血、调经止痛的功效。主治血虚证。症见：头晕目眩、心悸不宁、面色萎黄、唇爪无华、倦怠乏力，或妇女冲任虚损，月水不调、脐腹疼痛或妊娠胎动不安、血下不止，舌淡，苔薄，脉细。

熟地　山药　山茱萸　具有滋补肾阴的功效，主治肾阴虚证。症见：腰酸腿软，口燥咽干，舌红少苔，脉细数。

【炮制、用法、用量】煎服，9～15 g。酒炒可增强活血通经之力。

【用药禁忌】脾虚食少、中满便溏、气滞痰多者慎用。

【鉴别用药】生地黄　熟地黄

| | 生地黄　　熟地黄 |
|---|---|
| 相同点 | 二者均能滋阴,用于肝肾阴虚、骨蒸潮热、内热消渴等。 |
| 不同点 | 　　生地黄味甘,性寒,归心、肝、肾经,可清热凉血、养阴生津。主治:热入营血,温毒发斑,吐血衄血;阴虚内热,骨蒸潮热;津伤口渴,内热消渴,津伤便秘。<br>　　熟地黄味甘,性微温,归肝、肾经,可补血滋阴、益精填髓。主治:血虚萎黄,心悸怔忡,月经不调,崩漏下血;肝肾阴虚,腰膝酸软,骨蒸潮热,盗汗遗精,内热消渴;肝肾亏虚,精血不足,眩晕耳鸣,须发早白。 |

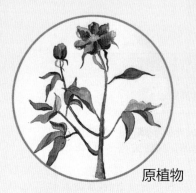

原植物

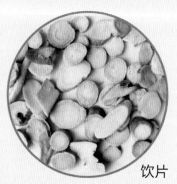

饮片

本品首载于《日华子本草》，为毛茛科植物芍药 *Paeonia lactiflora* Pall. 的干燥根。主产于浙江、安徽、山东等地。夏、秋二季采挖，刮去外皮，水煮，晒干。生用或炒用。

【别名】白芍药、金芍药、杭白芍、亳芍、川芍。

【药性】味苦、酸，性微寒。归肝、脾经。

【功效】养血调经，敛阴止汗，柔肝止痛，平抑肝阳。

【应用】

1. 血虚证及月经不调

治血虚之面色萎黄，月经不调，常与熟地黄、当归、川芎配伍，即四物汤。

2. 自汗，盗汗

① 治营卫不和，表虚自汗，常与桂枝配伍，如桂枝汤。《伤寒论》："太阳中风，阳浮而阴弱，阳浮者，热自发，阴弱者，汗自出。啬啬恶寒，淅淅恶风，翕翕发热，鼻鸣干呕者，桂枝汤主之。"

② 治气虚自汗，与黄芪、白术等配伍。

③ 治阴虚盗汗，与龙骨、牡蛎、浮小麦等配伍。

3. 胁痛，腹痛，四肢挛痛

① 治血虚肝郁，胁肋头痛，与当归、白术、柴胡等配伍，如逍遥散。

② 治血虚肝失所养，筋脉拘急所致之拘急疼痛，常与甘草配伍，即芍药甘草汤。《伤寒论》："伤寒脉浮，自汗出。小便数，心烦，微恶寒，脚挛急，反与桂枝汤，欲攻其表，此误也，得之便厥。咽中干，烦躁吐逆者，作甘草干姜汤与之，以复其阳。"

③ 治肝脾不和，腹痛泄泻，常与白术、防风、陈皮配伍，如痛泻药方。

4. 肝阳上亢证

治肝阳上亢之眩晕、头痛,常与地黄、牛膝、代赭石等配伍。

【角药】

桂枝 白芍 甘草 有调和营卫、温中补虚之功。主治外感伤寒表虚证、体虚自汗、寒性腹痛、风湿痹症等。

柴胡 当归 白芍 具有疏肝解郁、健脾和营的功效。主治肝郁血虚而致两胁作痛、寒热往来、头痛目眩、口燥咽干、神疲食少、月经不调、乳房作胀、脉弦而虚者。

柴胡 郁金 白芍 具有疏肝解郁、行气止痛的功效。主治肝郁血虚血瘀。症见:两胁作痛、头昏目眩、口燥咽干,女子月经不调,男子婚久不育,舌红,脉弦。

黄连 吴茱萸 白芍 具有清化湿热、缓急止痛的功效。主治胃痛腹泻。症见:胃痛吐酸、腹痛泄泻、湿热泻痢、大便不畅、腹中挛急,舌苔薄白或薄黄,脉弦。

当归 黄芪 白芍 具有益气养血的功效。主治产后失血过多,腰痛,身热,自汗之证。

熟地 黄芪 白芍 具有滋阴补血、调经止痛。主治血虚证。症见:头晕目眩、心悸不宁、面色萎黄、唇爪无华、倦怠乏力,或妇女冲任虚损,月水不调、脐腹疼痛或妊娠胎动不安、血下不止,舌淡,苔薄,脉细。

生地 麦冬 白芍 具有滋阴柔肝的功效。主治温病后期之热伤阴液。症见:口干舌燥、心悸、手足蠕动,甚则惊厥,舌干,脉细数。

白术 白芍 黄芩 共奏抑肝和胃之效。主治妊娠期间腹胀、眩晕呕吐、胎动不安之症。

生地黄 生白芍 夜交藤 共奏滋补肝肾之效。主治中晚期类风湿性关节炎。

桔梗 白芍 鸡内金 三药合用,共奏补肺调肝健脾止遗之效。主治遗尿。

柴胡 白芍 茵陈 三药相伍疏中有柔、补中有清、疏柔清利、相辅相成,共奏降酶保肝之效。主治慢性肝病病程久远、肝郁血亏、湿邪留恋。

川乌 草乌 杭白芍 共奏散寒除湿止痛之效。主治寒湿痹痛。

【炮制、用法、用量】煎服,6~15 g。

【用药禁忌】不宜与藜芦同用。阳衰虚寒之证不宜用。

【鉴别用药】当归　白芍

| | 当归　　白芍 |
|---|---|
| 相同点 | 　　二者均能补血调经、止痛,用于血虚证,月经不调、痛经、经闭及疼痛病证。 |
| 不同点 | 　　当归性温,为补血圣药,可补血、活血、调经止痛,为妇科调经要药,主治血虚、血瘀且兼寒凝所致的月经不调、痛经、经闭及痛证。当归又可治痈疽疮疡,还能润肠通便,治血虚肠燥便秘。<br>　　白芍性微寒,可养血柔肝、缓急止痛、敛阴止汗、平抑肝阳,主治血虚肝郁所致的月经不调,肝阴肝血不足、肝气不舒所致的胁肋脘腹疼痛或四肢拘挛作痛及治肝阳上亢所致的头晕目眩、自汗、盗汗等。 |

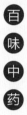

百味中药

辨识与应用

## 10 阿胶 ē jiāo

首载于《神农本草经》，为马科动物驴 Equus asinus L. 的干燥皮或鲜皮经煎煮、浓缩制成的固体胶。主产于山东、浙江等地。以山东东阿的产品最著名。捣成碎块或以蛤粉炒成阿胶珠用。

【别名】驴皮胶、盆覆胶、傅致胶、真阿胶、阿胶珠。

【药性】味甘，性平。归肺、肝、肾经。

【功效】补血滋阴，润燥止血。

【应用】

**1. 血虚证**

治血虚萎黄、眩晕、心悸等，尤宜于失血所致血虚证，可单用或与当归、熟地黄、黄芪等配伍。

**2. 阴虚证**

① 治热病伤阴之心烦不眠，与黄连、黄芩、鸡子黄等配伍，如黄连阿胶汤。《伤寒论》："少阴病，得之二三日以上，心中烦，不得卧，黄连阿胶汤主之。"

② 治阴虚风动，手足瘛疭，与龟甲、白芍、牡蛎等配伍，如大定风珠。

③ 治温燥伤肺，干咳无痰，鼻燥咽干，与麦冬、桑叶、苦杏仁等配伍，如清燥救肺汤。

④ 治肺阴虚兼有热证，症见咳嗽气喘，咽喉干燥，痰中带血，与牛蒡子、马兜铃、苦杏仁等配伍，如补肺阿胶汤。

**3. 出血证**

尤宜于失血兼见血虚、阴虚者，可单用，或随证配伍。治妇人冲任虚损，血虚有寒之崩漏下血，月经过多，胎漏下血，与生地黄、当归、艾叶等配伍，如胶艾汤。

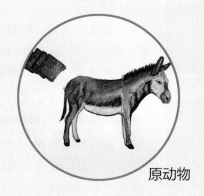

原动物

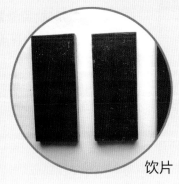

饮片

【角药】

桂枝　生地　阿胶　共奏补血益阴之效。主治阴血亏虚。症见：头昏眼花、乏困无力、面色苍白，舌淡白，脉细数。

阿胶　龟板胶　鹿角胶　共奏补阳滋阴、补血生精、通调任督之效。主治虚劳所致的疲乏无力、失眠多梦、心悸气短、遗精盗汗之证，对高血压病（虚证）、动脉硬化症、神经衰弱、贫血、血小板减少症、糖尿病、溃疡病等慢性病，常作善后补虚时用。

太子参　石膏　阿胶　三药伍用，滋阴益气不碍邪、清热润燥不伤正，共奏益气养阴、清热润燥之效。主治温燥咳嗽病证。

【炮制、用法、用量】3～9 g，烊化兑服。

【用药禁忌】脾胃虚弱便溏者慎用。

# 第四节 补阴药

本类药物性味多甘寒（凉），以滋阴、润燥为主要功效，主要用于肺、胃、肝、肾等阴虚证，临床表现主要为皮肤、咽喉、口鼻、眼目干燥或肠燥便秘等阴液不足和午后潮热、盗汗、五心烦热、两颧发红等阴虚内热两类症状。

## 11 麦冬
### mài dōng

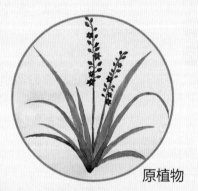

原植物

本品首载于《神农本草经》，为百合科植物麦冬 *Ophiopogon japonicus* (L. f) Ker-Gawl. 的干燥块根。主产于四川、浙江、江苏等地。夏季采挖，洗净，干燥。打破生用。

【别名】麦门冬、大麦冬、寸冬、羊韭、马韭。

【药性】味甘、微苦，性微寒。归肺、胃、心经。

【功效】养阴生津，润肺清心。

【应用】

1. 胃阴虚证

① 治胃阴虚热之舌干口渴，胃脘疼痛，饥不欲食，呕逆，大便干结等症。如治热伤胃阴，口干舌燥，常与生地、玉竹、沙参、冰糖等药配伍，如益胃汤。

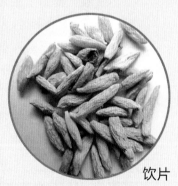

饮片

② 治消渴，可与天花粉、乌梅等配伍。

③ 治胃阴不足之气逆呕吐，常与半夏、人参、甘草、粳米、大枣配伍，如麦门冬汤。《金匮要略》："火逆上气，咽喉不利，止逆下气者，麦门冬汤主之。"

④ 治热邪伤津之肠燥便秘，常与生地、玄参配伍，即增液汤。

2. 肺阴虚证

① 治阴虚肺燥有热所致的咽干鼻燥、燥咳痰黏,常与阿胶、杏仁、桑叶等配伍,即清燥救肺汤。

② 治肺肾阴虚之劳嗽咳血,常与天冬配伍,即二冬膏。

3. 心阴虚证

① 治心阴虚有热之心烦、失眠多梦、健忘、心悸、怔忡等症,常与生地、酸枣仁、柏子仁等药配伍,如天王补心丹。

② 治热伤心营,身热烦躁,舌绛而干等,常与黄连、生地、竹叶心等配伍,如清营汤。

【配伍药对】

麦冬　天冬　二药均能养阴生津,主要用于阴亏津伤等证。

麦冬　知母　麦冬偏养阴生津,知母偏滋阴润燥,主要用于津伤口渴等消渴证。

【角药】

生地　麦冬　白芍　具有滋阴柔肝的功效。主治温病后期,热伤阴液。症见:口干舌燥、心悸、手足蠕动,甚则惊厥,舌干,脉细数。

沙参　麦冬　玉竹　共奏清养肺胃、生津润燥之效。主治燥伤肺胃之中、上焦肺胃阴津不足,或热虽解而肺胃之阴未复者。症见:咽干口渴,干咳少痰,舌红少苔。

玄参　麦冬　生地黄　具有清热养阴、润燥通便的功效。主治阳明温病。症见:津液不足,大便秘结,口渴,舌干红,脉细稍数或沉而无力。

麦冬　半夏　人参　具有清养肺胃、降逆下气的攻效。主治:胃阴不足之呕逆证,症见:气逆呕吐、口渴咽干、舌干红、少苔,脉虚数;肺阴不足之肺痿证,症见:咳唾涎沫、短气喘促、咽喉干燥,舌干红、少苔,脉虚数。

太子参　天冬　麦冬　三药合用,共奏生心脾之气、化心脾之液之效。主治气阴两虚之心悸。症见:气阴两虚所致的心悸、气短、少津。

麦冬　党参　半夏　共奏养胃阴、益中气、降胃气之效。主治胃阴亏虚之呕逆。症见:呕吐反复发作,或时有干呕恶心、口燥咽干、饥不思食,伴有精神萎靡、少气懒言、四肢困倦,舌质红瘦少苔,脉小无力,胃虚呕逆。

葱白　豆豉　麦门冬　具有滋阴清热、辛凉解表的功效。主治外感阴虚证。症见:头痛恶风,身热无汗或少汗,五心烦热,口燥咽干,舌红少苔,脉数。

麦门冬　人参　甘草　具有养阴清热、益气生津的功效。主治气阴亏损证。症见:气逆呕吐、口渴咽干,短气烦热,舌红少苔,脉虚数。

【炮制、用法、用量】6～12 g,水煎服,或入丸、散。

【用药禁忌】风寒感冒,痰湿咳喘,以及脾胃虚寒泄泻者忌用。

【鉴别用药】麦冬　天冬

|  | 麦冬　　天冬 |
|---|---|
| 相同点 | 二药均滋阴清肺、润燥生津,适用于阴伤口渴、劳嗽燥咳、肠燥便秘等病证。 |
| 不同点 | 麦冬:性微寒,味微苦,滋阴润燥、清热生津之力较弱,然滋腻性小。入心、胃经,又能滋养胃阴,清心除烦,治疗胃阴虚,或心阴虚有热的心烦不眠。<br>天冬:味苦,性寒,清火润燥滋阴之力较强,然滋腻性较大。入肾经,又能滋肾阴,清降虚火,治疗阴虚火旺之证。 |

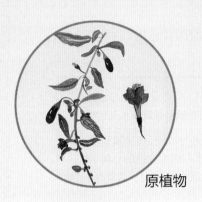

原植物

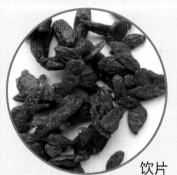

饮片

本品首载于《神农本草经》，为茄科植物宁夏枸杞 *Lycium barbarum* L. 的干燥成熟果实。主产于宁夏、甘肃、新疆等地。夏、秋二季果实呈红色时采收，热风烘干，除去果梗，或晾至皮皱后，晒干，除去果梗。生用。

【别名】甜菜子、羊奶子、地骨子、红耳坠、枸茄茄。

【药性】味甘，性平。归肝、肾经。

【功效】滋补肝肾，益精明目。

【应用】

1. 肝肾亏虚证

① 治肝肾不足之两目干涩，视物昏花，常与熟地黄、山茱萸、山药等同用，如杞菊地黄丸。

② 治精血亏虚，腰膝酸软、头晕眼花、须发早白、脱发及肾虚不育，与当归、制何首乌、菟丝子等配伍，如七宝美髯丹。

③ 治疗消渴，可单用嚼食或熬膏服，也可与麦冬、沙参、山药等同用。

2. 阴虚劳嗽

治阴虚劳嗽，常与麦冬、知母、贝母等药配伍。

此外，本品有补血之功，治疗血虚萎黄、失眠多梦、头昏耳鸣等。

【角药】

菟丝子 枸杞子 金樱子 具有补精填髓、疏利肾气的功效。主治肾虚精少、阳痿早泄、遗精、冷精、余沥不清、久不生育之证。

【炮制、用法、用量】6～12 g；熬膏、浸酒或入丸、散。

【用药禁忌】脾虚便溏、寒痰冷癖者不宜用。

# 第二十一章
# 收 涩 药

以收敛固涩为主要功效，用于治疗各种滑脱病证的药物称为收涩药。

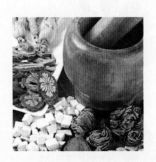

本类药物大多味酸涩，性温或平，主归肺、脾、肾、大肠经。主要具有固表止汗、敛肺止咳、涩肠止泻、固精缩尿、固崩止带等作用，用于久病体虚、正气不固、脏腑功能衰退所致的自汗盗汗、久咳虚喘、久泻久痢、遗精滑精、遗尿尿频、崩漏不止等滑脱不禁的病证。

本类药物为酸涩之品，有敛邪之弊，故表邪未解，实邪未尽，如外邪犯肺之咳嗽、里热蒸迫之多汗、湿热积滞之泻痢、温热下注之尿频或带下、热扰精室之遗精等皆不宜用，以免"闭门留寇"。

收涩药
{
1. 固表止汗药——味甘、性平——固表止汗——用于气虚肌表不固，腠理疏松，津液外泄之自汗；阴虚不能制阳，阳热迫津外泄之盗汗。

2. 敛肺涩肠药——酸涩——敛肺止咳、涩肠止泻——用于肺虚喘咳、久治不愈或肺肾两虚、摄纳无权的虚喘证及脾肾阳虚或大肠虚寒不能固摄的久泻、久痢。
（五味子）

3. 固精缩尿止带药——酸涩——固精、缩尿、止带——用于肾虚不固所致的遗精、滑精、遗尿、尿频及带下清稀等证。
（山茱萸）
}

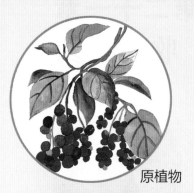

原植物

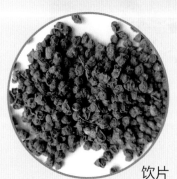

饮片

## 01 五味子
### wǔ wèi zǐ

本品首载于《神农本草经》，为木兰科植物五味子 Schisandra chinensis (Turcz.) Baill. 或华中五味子 Schisandra sphenanthera Rehd. et Wils 的干燥成熟果实。前者习称"北五味子"，主产于辽宁、吉林；后者习称"南五味子"，主产于西南等地。秋季果实成熟时采取，晒干。生用或经醋、蜜拌蒸晒干用。

【别名】玄及、会及、五梅子、山花椒、五味、南五味子、北五味子。

【药性】味酸、甘，性温。归肺、心、肾经。

【功效】收敛固涩，益气生津，补肾宁心。

【应用】

1. 久咳虚喘

① 治肺虚久咳，可与罂粟壳同用，如五味子丸。

② 用于寒饮咳喘证，配伍麻黄、细辛、干姜等药，如小青龙汤。《伤寒论》："伤寒表不解，心下有水气，干呕发热而咳，或渴，或利，或噎，或小便不利，少腹满，或喘者，小青龙汤主之。"

2. 自汗、盗汗

治自汗、盗汗，可与麻黄根、牡蛎等药同用。

3. 遗精、滑精

治遗精、滑精，可与桑螵蛸、龙骨等同用，也可与麦冬、山茱萸、熟地等同用，如麦味地黄丸。

4. 久泻不止

治脾肾虚寒久泻不止，可与补骨脂、肉豆蔻、吴茱萸同用，如四神丸。

5. 津伤口渴、消渴

治热伤气阴，汗多口渴，与人参、麦冬同用，以益气养阴,如生脉散。

6. 心悸、失眠、多梦

治阴血亏损,心神失养或心肾不交之虚烦心悸、失眠多梦,常与麦冬、丹参、酸枣仁等药同用,如天王补心丹。

此外,本品对慢性肝炎转氨酶升高者,亦有治疗作用。

【角药】

人参　麦门冬　五味子　具有益气生津、敛阴止汗的功效。主治气阴两虚证。症见:神倦体弱、汗多气短、口渴舌干、脉虚无力。

麻黄　半夏　五味子　具有温肺化痰、敛肺止咳的功效。主治顽咳久喘之久治不愈。

干姜　细辛　五味子　具有温化寒痰、调畅气机的功效。主治咳喘气急。症见:痰白而稀,口不渴,形寒怕冷,舌苔白滑,脉象浮紧。

蛇床子　菟丝子　五味子　共奏温肾壮阳之效。主治阳痿不育。

秦艽　升麻　五味子　三药相伍、辛苦酸收,具有祛湿清热、解毒收涩之效。主治肝炎患者肝功能异常及血清转氨酶偏高而久不恢复者。

【炮制、用法、用量】煎服,2~6 g。

【用药禁忌】

1. 内服剂量不宜过大。

2. 凡表邪未解,内有实热,咳嗽初起,麻疹初起均不宜用。

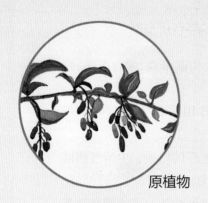

原植物

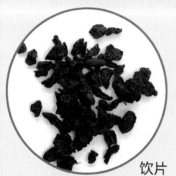

饮片

本品首载于《神农本草经》，为山茱萸科植物山茱萸 *Cornus officinalis* Sieb. et Zucc. 的干燥成熟果肉。主产于浙江、安徽、河南等地。秋末冬初采收。用文火烘焙或置沸水中略烫，及时挤出果核。晒干或烘干用。

【别名】肉枣、枣皮、药枣、鸡足、山萸肉、鼠矢。

【药性】味酸、涩，性微温。归肝、肾经。

【功效】补益肝肾，收敛固涩。

【应用】

1. 肝肾不足证

① 治肝肾阴虚，头晕目眩、腰酸耳鸣者，常与熟地、山药等配伍，如六味地黄丸。

② 治命门火衰，腰膝冷痛，小便不利者，常与肉桂、附子等同用，如肾气丸。

2. 遗精滑精，遗尿尿频

① 治肾虚精关不固之遗精、滑精者，常与熟地、山药等同用，如六味地黄丸、肾气丸。

② 治肾虚膀胱失约之遗尿、尿频者，常与覆盆子、桑螵蛸等药同用。

3. 崩漏带下，月经过多

① 治肝肾亏损，冲任不固之崩漏及月经过多者，常与熟地黄、白芍、当归等同用，如加味四物汤。

② 若脾气虚弱，冲任不固而漏下不止者，常与龙骨、黄芪、五味子等药同用，如固冲汤。

4. 大汗不止，体虚欲脱

治大汗欲脱或久病虚脱者，常与人参、附子、龙骨等同用。

此外，本品亦治消渴证，多与生地、天花粉等同用。

【配伍药对】

泽泻　山茱萸　《五脏论》中言此药对能使耳目聪明。二者相用,一清一敛,同补肝肾,清中有补,聪明耳目。

【角药】

熟地　山药　山茱萸　具有滋补肾阴的功效,主治肾阴虚证。症见:腰酸腿软,口燥咽干,舌红少苔,脉细数。

【炮制、用法、用量】煎服,6～12 g。

【用药禁忌】素有湿热而致小便淋涩者,不宜使用。

【临床应用】

患者,女,45 岁。2015 年 10 月 13 日初诊。主诉:耳鸣,失眠,月经先后不定期,行经 3～4 天量少,痛经,敏感易怒。舌淡红苔薄腻舌边红,脉弦。

诊断:月经先后不定期(肾气不足,肝气郁结)。

方用敦煌大补肾汤加减。处方:泽泻 10 g,山萸肉 6 g,黄芪 15 g,熟地 20 g,肉桂 6 g,五味子 15 g,磁石 30 g,牡蛎 30 g,龙骨 15 g,竹叶 20 g,首乌藤 30 g,合欢皮 20 g,菖蒲 15 g,神曲 30 g,当归 10 g,炙甘草 6 g,取 3 副,日一剂,每日三次,于饭后 1 小时服用。

2015 年 10 月 17 日二诊:患者服药两日后,于 15 日来月经,经量少,睡眠稍转佳,耳鸣声减。舌淡暗,苔薄白,脉弦细。方中泽泻增至 12 g,龙骨增至 20 g,合欢皮增至 30 g,菖蒲增至 20 g,加白芍 12 g,取 6 副。

2015 年 10 月 24 日三诊:患者 19 日月经干净,睡眠转佳,耳鸣减。舌淡红暗,苔薄,脉弦。方中泽泻减至 10 g,牡蛎增至 40 g,竹叶增至 25 g,取 6 副。

2015 年 10 月 31 日四诊:患者耳鸣大减,睡眠转佳。舌偏淡红,苔薄,脉弦细。方中黄芪增至 20 g,泽泻减至 6 g,牡蛎增至 60 g,去神曲,加麦芽 30 g,加川芎 6 g。

按:方中运用泽泻-山萸肉以辅助治疗耳鸣。患者近年月经量减少,时间不规律,为更年期症状,肾气不足,精血亏虚,方用敦煌大补肾汤加减,以补肾养气血为主。初诊泽泻 10 g,山萸肉 6 g,量比为 5∶3;二诊患者耳鸣症状虽有减缓,但并不明显,增加泽泻用量至 12 g,量比为 2∶1,以聪耳明目;三诊、四诊患者耳鸣逐渐改善,同时方中重用牡蛎以平肝潜阳,降低泽泻用量至 10 g,量比为 5∶3,再至 6 g,量比为 1∶1,取其药对补阴聪耳之功,减泽泻泄热之效。

# 主要参考文献

[1] 国家药典委员会. 中华人民共和国药典[S]. 一部. 北京:中国医药科技出版社,2020.

[2] 李春深. 中草药配对与禁忌[M]. 天津:天津科学技术出版社,2018.

[3] 李亚平. 常用中药配伍与禁忌[M]. 北京:人民军医出版社,2010.

[4] 唐德才,吴庆光. 中药学[M]. 3 版. 北京:人民卫生出版社,2017.

[5] 钟赣生,杨柏灿. 中药学[M]. 5 版. 北京:中国中医药出版社,2021.

[6] 高学敏. 中药学[M]. 北京:中国中医药出版社,2002.

[7] 张廷模,彭成. 中华临床中药学[M]. 2 版. 北京:人民卫生出版社,2015.

[8] 尚坦之,吴正中. 中药学[M]. 甘肃:甘肃科学技术出版社,2015.

[9] 李越峰,严兴科. 常用中药手绘彩色图谱[M]. 兰州:甘肃科学技术出版社,2018.

[10] 邓中甲. 方剂学[M]. 北京:中国中医药出版社,2003.

[11] 李越峰,严兴科. 中药炮制技术[M]. 兰州:甘肃科学技术出版社,2016.

[12] 李应存. 实用敦煌医学[M]. 兰州:甘肃科学技术出版社,2007.

[13] 张仲景. 伤寒论[M]. 北京:人民卫生出版社,2007.

[14] 张仲景. 金匮要略[M]. 北京:人民卫生出版社,2005.

[15] 朱富华,杨志春,樊平. 中医中药角药研究[M]. 西安:陕西科学技术出版社,2009.

[16] 杨秀娟,杨志军,杨晓轶,等. 李应存运用敦煌大泻肝汤加减治疗痤疮经验介绍[J]. 新中医,2021,53(05):52-54.

[17] 季文达,李鑫浩,李应存,等. 李应存运用敦煌姑表调气血法治疗腰背肌筋膜炎验案举隅[J]. 实用中医内科杂志,2020,34(07):71-73.

[18] 马楠,李应存. 李应存教授运用敦煌泻肝补脾汤治疗胆汁反流性胃炎验案举隅[J]. 中国民族民间医药,2020,29(06):71-74.

百味中药

辨识与应用

BAIWEI ZHONGYAO
BIANSHIYU YINGYONG

［19］叶红,李鑫浩,李俊珂,等.李应存教授治疗胃痞病常用"敦煌角药"拾粹［J］.实用中医内科杂志,2020,34(03):51－55.

［20］季文达,李鑫浩,李应存,等.李应存教授运用敦煌疗风虚瘦弱方治疗腔隙性脑梗塞验案举隅［J］.中国民族民间医药,2020,29(02):64－66.

［21］叶红,李应存,李鑫浩,等.李应存教授运用敦煌孩儿冷痢方治疗小儿虚寒型下痢病案举隅［J］.中国中西医结合儿科学,2019,11(06):471－474.

［22］孙超.李应存教授运用敦煌疗风虚瘦弱方治疗产后身痛病的临床经验总结［D］.甘肃中医药大学,2016.

［23］李爱国,李应存,孙超.李应存教授运用敦煌药对临床经验举隅［J］.云南中医中药杂志,2015,36(01):13－15.

［24］叶红.敦煌医学汉文文献中独立成方之角药及配伍规律研究［D］.甘肃中医药大学,2020.

［25］葛政,李应存,李鑫浩.李应存运用敦煌张仲景《五脏论》药对当归－白芷经验［J］.亚太传统医药,2017,13(22):86－87.

［26］杨佳楠,李应存,李鑫浩,等.李应存教授运用敦煌泻肝实脾法治疗口疮经验［J］.亚太传统医药,2019,15(05):106－107.

［27］葛政.敦煌石室文献中张仲景《五脏论》药对理论与临床应用［D］.甘肃中医药大学,2017.

［28］吴新凤,李鑫浩,李应存,等.李应存教授运用补肾调气血法治疗月经先后不定期经验举隅［J］.中国民族民间医药,2020,29(11):70－72.

［29］李俊珂,李应存,李鑫浩,等.李应存教授运用敦煌泻肝实脾法治疗脘胁痛经验举要［J］.亚太传统医药,2020,16(02):95－96.

［30］杨佳楠,李应存,李鑫浩,等.李应存运用敦煌大泻肝汤治疗便秘经验［J］.湖南中医杂志,2019,35(11):27－28.

［31］杨佳楠,李鑫浩,陆航,等.李应存教授运用敦煌医方内外结合治疗虚寒型腰椎间盘突出症经验［J］.中医研究,2019,32(11):39－41.

# 附　录

## 其他中药 108 味

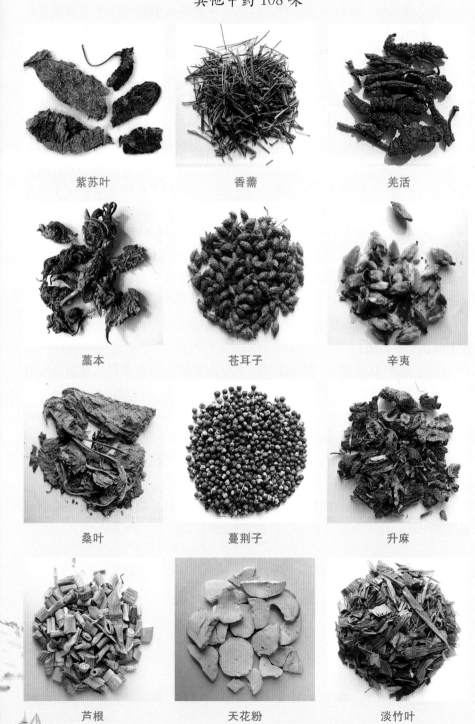

紫苏叶　　　　　　香薷　　　　　　　羌活

藁本　　　　　　　苍耳子　　　　　　辛夷

桑叶　　　　　　　蔓荆子　　　　　　升麻

芦根　　　　　　　天花粉　　　　　　淡竹叶

百味中药

辨识与应用

BAIWEI ZHONGYAO
BIANSHI YU YINGYONG

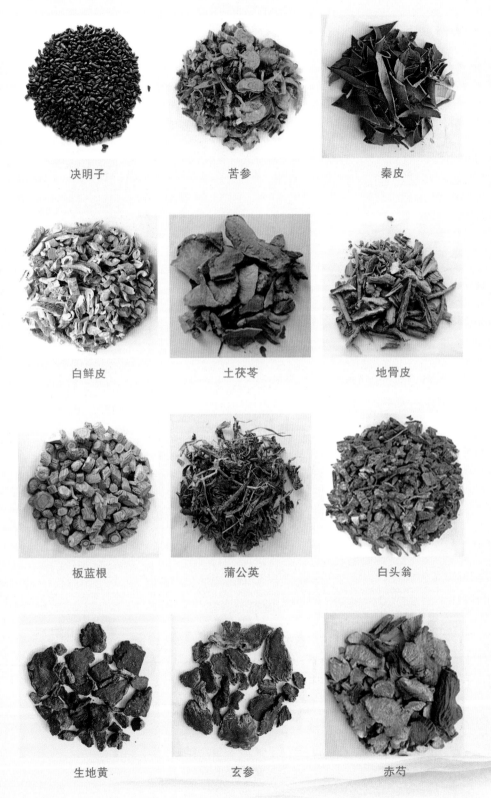

决明子　　　　　　　苦参　　　　　　　　秦皮

白鲜皮　　　　　　　土茯苓　　　　　　　地骨皮

板蓝根　　　　　　　蒲公英　　　　　　　白头翁

生地黄　　　　　　　玄参　　　　　　　　赤芍

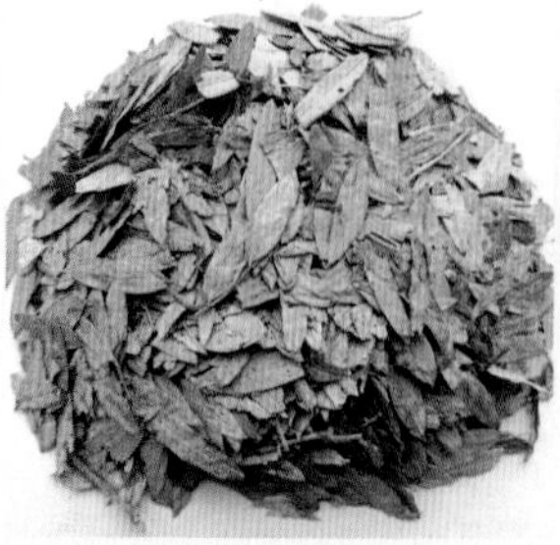

番泻叶

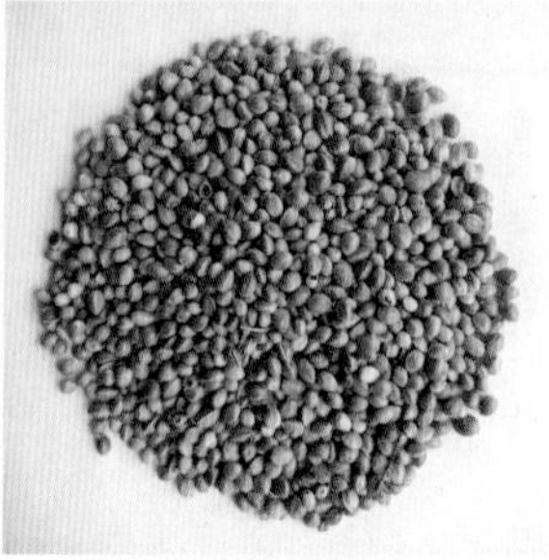

火麻仁

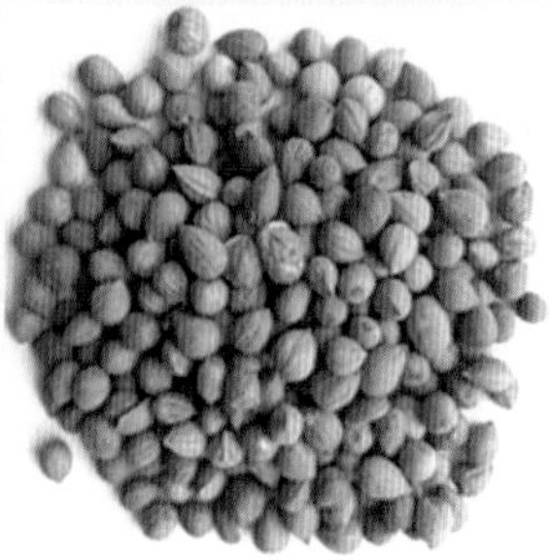

郁李仁

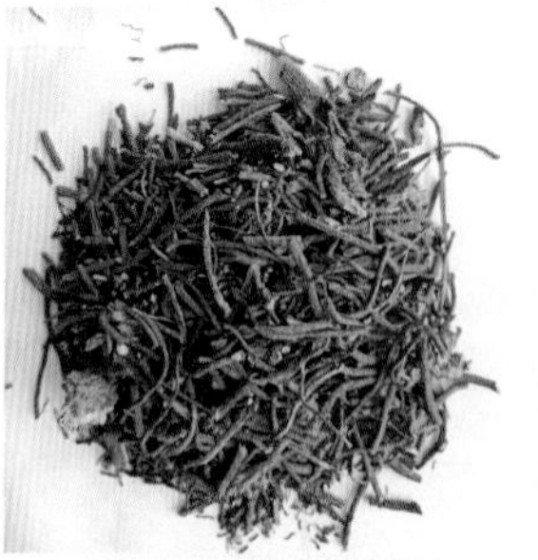

威灵仙

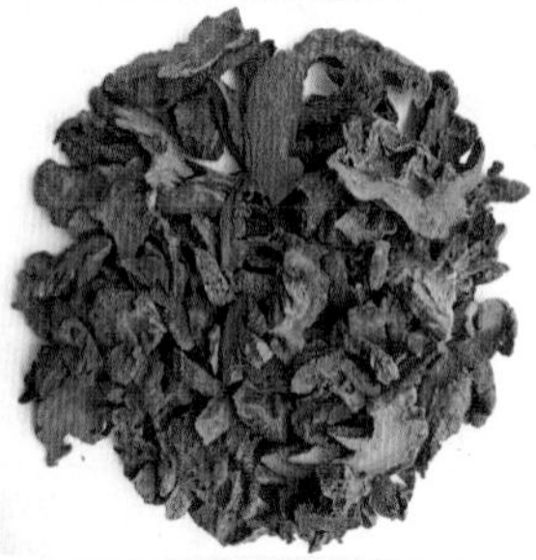

木瓜

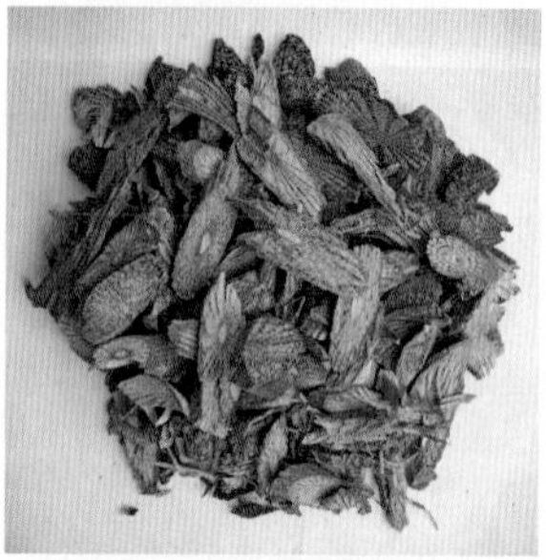

青风藤

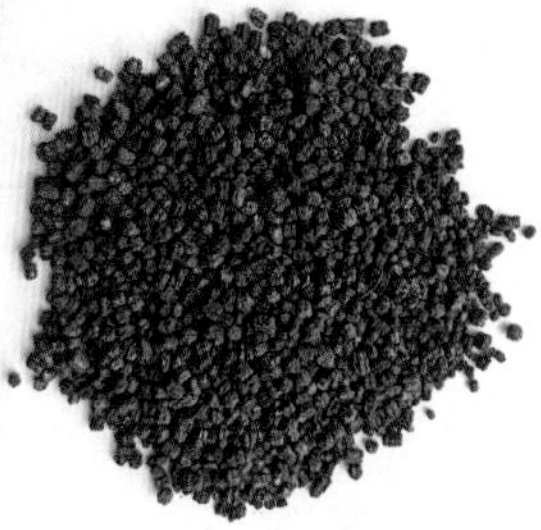

蚕沙

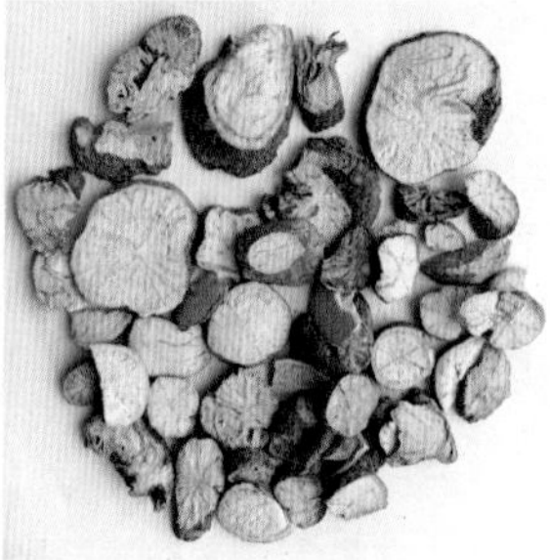

防己

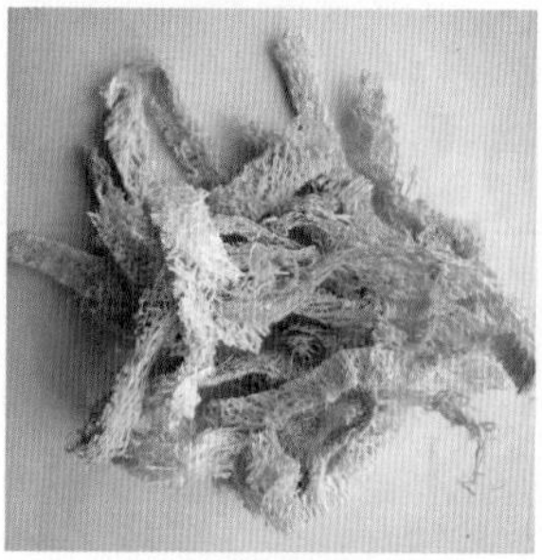

丝瓜络

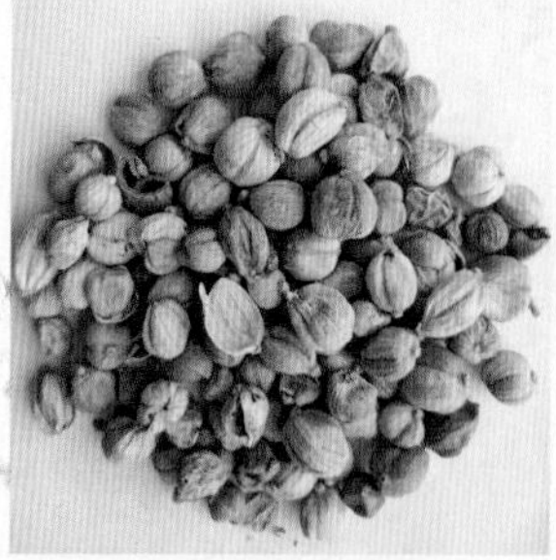

豆蔻

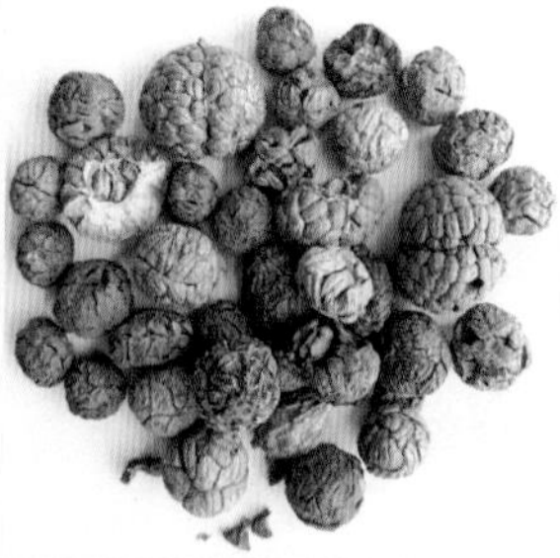

草豆蔻

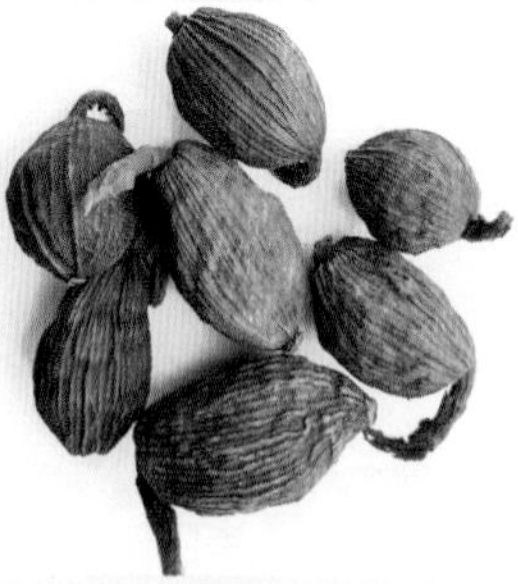

草果

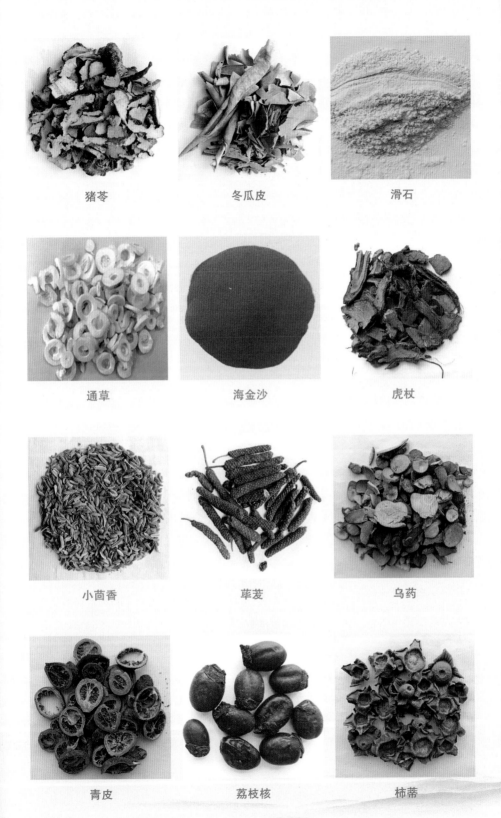

猪苓　　　　　冬瓜皮　　　　　滑石

通草　　　　　海金沙　　　　　虎杖

小茴香　　　　　荜茇　　　　　乌药

青皮　　　　　荔枝核　　　　　柿蒂

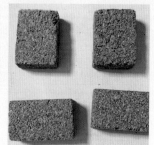

玫瑰　　　　　　　　神曲　　　　　　　　麦芽

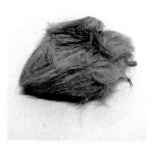

大腹皮　　　　　　　南瓜子　　　　　　　地榆

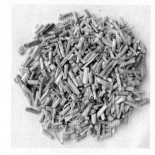

白茅根　　　　　　　茜草　　　　　　　　白及

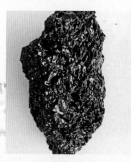

血余炭　　　　　　　炮姜　　　　　　　　姜黄

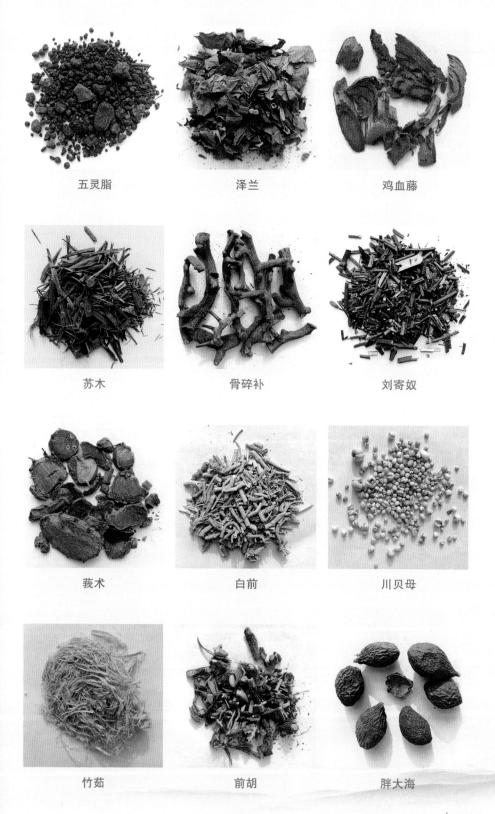

五灵脂　　　　　　泽兰　　　　　　　鸡血藤

苏木　　　　　　　骨碎补　　　　　　刘寄奴

莪术　　　　　　　白前　　　　　　　川贝母

竹茹　　　　　　　前胡　　　　　　　胖大海

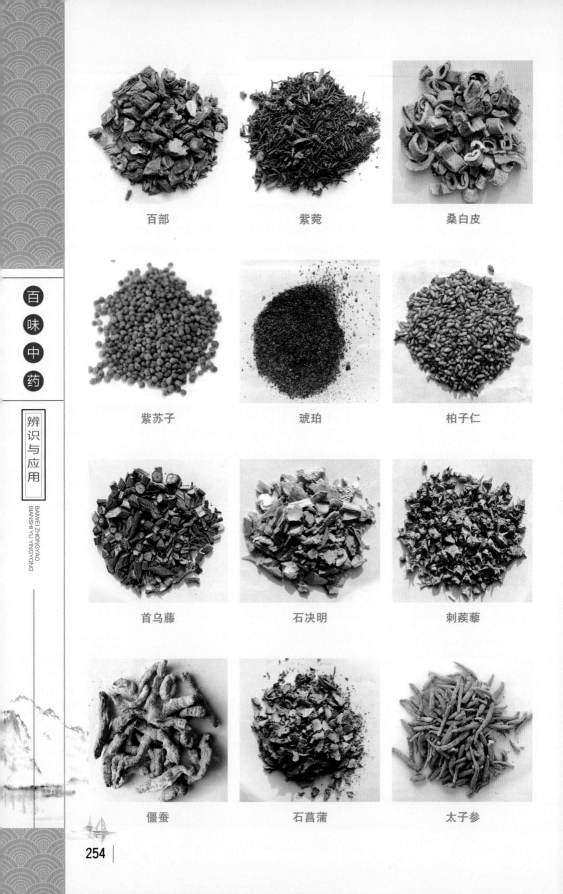

百部　　　　　　　紫菀　　　　　　　桑白皮

紫苏子　　　　　　琥珀　　　　　　　柏子仁

首乌藤　　　　　　石决明　　　　　　刺蒺藜

僵蚕　　　　　　　石菖蒲　　　　　　太子参

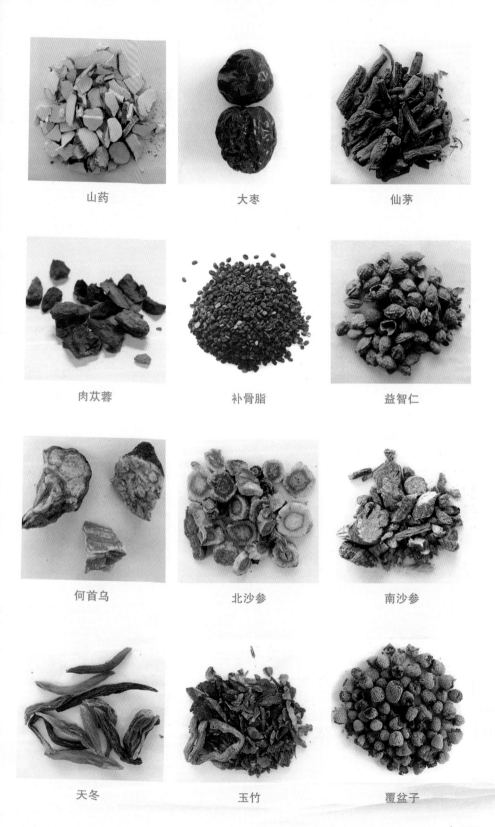

山药         大枣         仙茅

肉苁蓉       补骨脂       益智仁

何首乌       北沙参       南沙参

天冬         玉竹         覆盆子

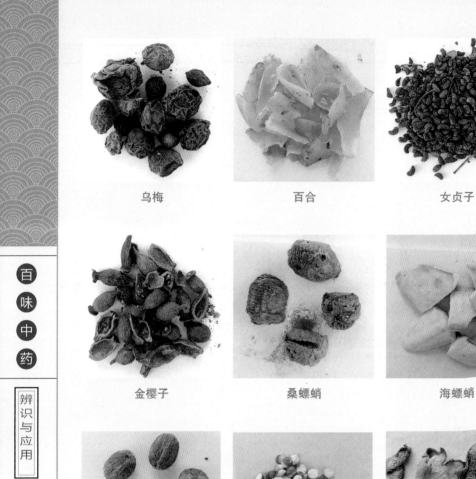

乌梅　　　　　　　百合　　　　　　　女贞子

金樱子　　　　　　桑螵蛸　　　　　　海螵蛸

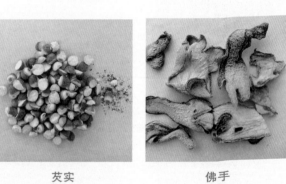

肉豆蔻　　　　　　芡实　　　　　　　佛手

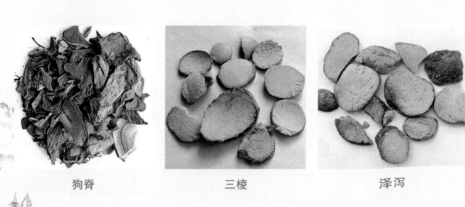

狗脊　　　　　　　三棱　　　　　　　泽泻